なるほど漢方3!

うつに効く!

こころの病に漢方薬

医学博士
原田智浩

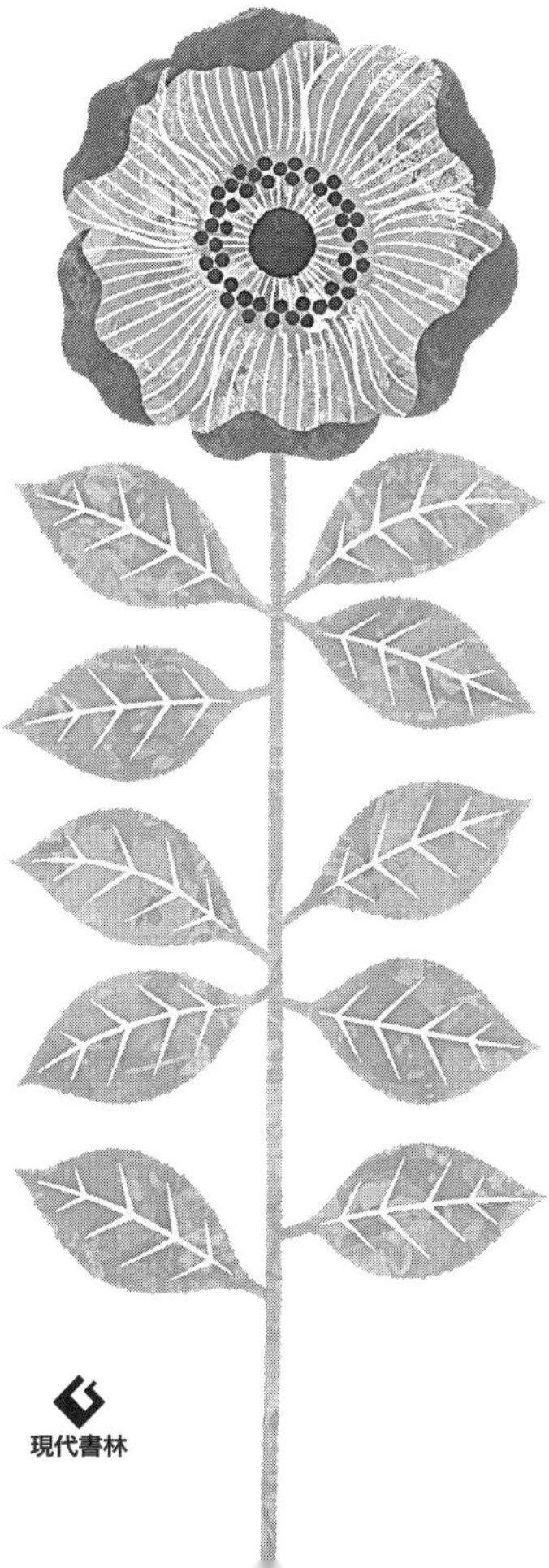

現代書林

はじめに――漢方なら「こころの病」をこう治す

「迷わし神」

これは、心が臆《おく》した（弱った）ときにおそわれる迷神（まよひがみ）のことです。

古来日本では、人が抱えた不安な心情は、そう表現されていました……。

（宇治拾遺物語《うじしゅういものがたり》、雨月物語）

移り変りのはやい現代社会です。疲労困ぱいしてくると、誰もがうつや不安におちいってしまいます。そんな方々は、こころの病を扱う病院を訪れ、欧米発の新薬で治療を受けています。

でも中に元気を取り戻されていない方、新薬が合わない方がおり、皆さん抑うつと不安、攻撃性や依存性、そして離脱症で苦しまれています。

今、こころの病の治療は、そのような薬の功罪の中でなされている現状にあります。

私は内科系の漢方専門医ですが、体を診る診療の中で、こころの悩みを打ち明けられる方の多さを実感しています。当院では治療に西洋医学と東洋医学を併用しているため、相談される機会が多いものと考えていましたが、どうもそのような漠然とした理由だけではなさそうです。

病院をめぐり歩いても十分効果が得られず、漢方によるこころのケアを切実に求めていらっしゃるようなのです。

では、漢方でこころの病を治すことなどできるのでしょうか。

もしできるのであれば、〝意外〟と思われる方もいるのではないでしょうか。

実は人が抱えるこの病については、日本のみならず、紀元前後の中国でもすでに説かれています。たとえば、

「今は社会生活が複雑になっている分、人は無理がたたり、精神苦悩に陥っている」

「今の人は、名利《みょうり》と浮華《ふか》を競い合ってばかりなので、大きな病気にかかりやすい。しかし精神力に欠けるので、立ち直りにくい」

「女性は、慈悲、愛憎、嫉妬、心配ごとがつきず、感情を抑えることが難しい。だから病根が深く、男性に比べて治療が十倍むずかしい」

古医書には、このような文言が出てきます。ですから、お薬もこころの在り方を変える貴重なものがたくさん記されています。

漢方薬はたしかに華やかさを欠くかもしれません。でもそのような背景に育まれてきたので、十分な効能を備えており、有用性に脱帽させられます。ですので、これをきちんと用いて取り組めば、改善へ導くことも不可能ではありません。

むしろ体の病気の治療であっても、こころのゆがみから解きほぐすこと、これが「体の中から美しくなるための医療」といえるのです。

本書では、まず精神疾患について、内科医が考える現代医療の難点をあげてみました。そして漢方薬を駆使してあたった治療の一端を紹介させていただいております。

こころ、すなわち「気」とその病について、東洋医学的な考え方から解説も加えていますので、依然悩みを抱えている方に、ぜひお勧めしたいと考えています。

第1章 うつ病の患者さんはなぜ抗うつ薬で減らないのか

第2章
「四つの気の変調」と気が足りないうつの処方箋

第3章

こころの病気は過剰な気の変調かもしれない

第4章　四つの気の変調に効く漢方薬

第5章

こころの悩みの連鎖にも漢方薬が効く

エピローグ

「気」を支える「原気」の存在

第1章

うつ病の患者さんはなぜ抗うつ薬で減らないのか

こころの病で悩む人は増えている

こころの悩みをかかえている人が増えています。現代は、情報あふれる時代であり、日々変化を求められています。世代間に考え方のばらつきも起こりやすく、そのギャップに悩まされ、こころにゆがみが生じています。

最近では、リストラ、所得・健康格差、老後破産、高学歴ワーキングプア、子供の貧困やいじめなどの社会問題もみられ、人がストレスの渦にのみこまれています。

厚生労働省が全国の医療施設に対して行った調査によると、平成8年から平成23年までの間に、精神疾患の患者は1・5倍、うつ病は2・4倍も増えているそうです。

また世界保健機関（WHO）は、2015年の時点でうつ病は、推計3億2200万人、2005年からは18％も増えていると報告しました。これは世界の人口の4・4％の規模にあたることになります。

精神疾患の患者数の変化

（医療機関に受診する患者の疾病別内訳）

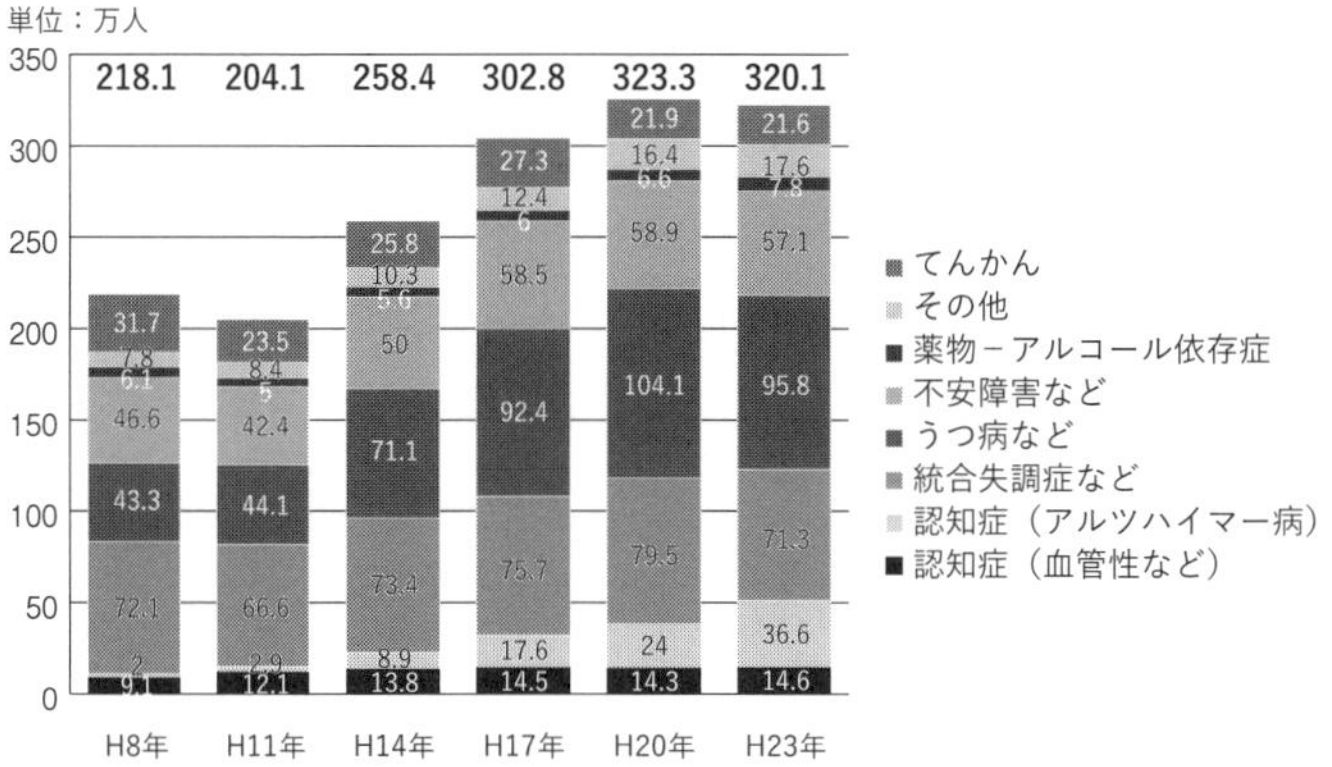

※H23年の調査では宮城県の一部と福島県を除いている　　資料：患者調査

「厚生労働省HP　知ることからはじめよう　みんなのメンタルヘルス」から

うつ病で苦しむ人は、世界的に増えている

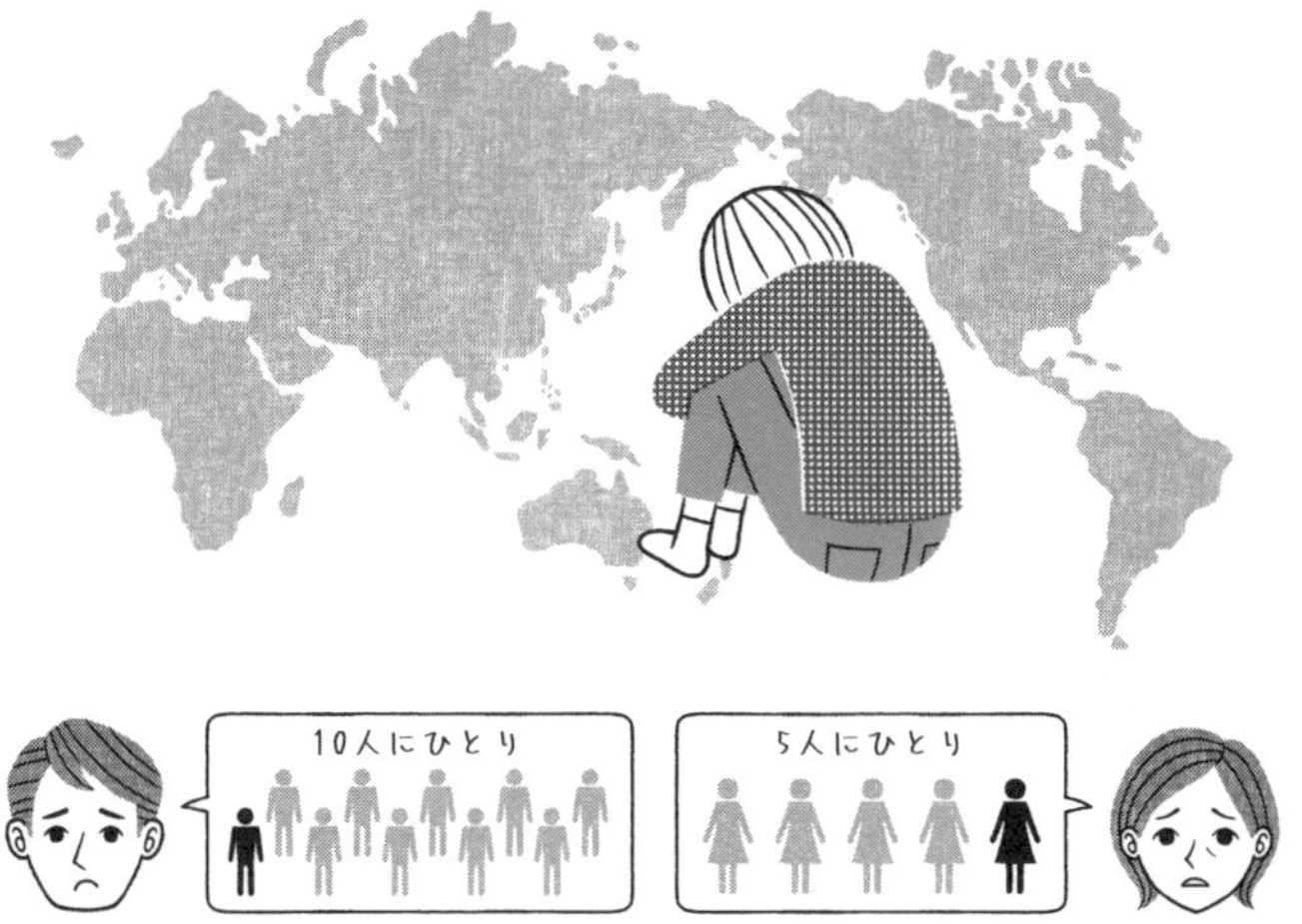

そのようなことを背景に企業では、２０１５年末から、ストレスチェックを行うようになりました。ここでは職業性ストレス調査票が用いられ、高ストレスと、メンタル不調の社員をいち早く見つけ出す試みがなされています。

すでに悩みを抱えていると判断された者には、医療面接の励行と、休養や復帰について両立支援が行われています。それから、社会問題となっているモラルハラスメントや過重労働、過労死への対策など、労働者保護についての対応もなされています。

このように少しずつ、メンタルヘルスケアの気運が高まってきていますが、**現実には、女性では5人に一人、男性では10人に一人がうつ病で悩んでいます。**こころの電話相談も鳴りっぱなしのようです。

まさに、こころの病の患者さんが激増している時代となっています。

うつ病の患者さんは、はじめに精神科を受診していない

ところが実際、**うつ病の患者さんは病院を受診していないという現状があります。**「こころの健康についての疫学調査」によると、うつ病およびいずれかの気分障害をもつ方の医師への相談率は、ほんの3割程度、病院通いを決めても、まず向かう先は精神科・心療内科ではなく、6割強は内科なのだそうです。

これは、精神科という科にハードルを感じやすいためでもあり、こころの問題だけに、先生との相性や、そこで出される薬について、気にしておられるようです。

また、はじめはこころの問題であっても、時間とともに体の問題、たとえば「のぼせる、頭が痛い、肩凝りがひどい、ドキドキする、めまいがつらい、おなかが痛い」などの症状に発展してしまうこともあり、**精神科よりも体を診る内科が選ばれてしまいます。**

内科では、一般的な身体検査が行われますが、「異常なし」と判断されてしまうので、

多くのうつ病患者は病院を受診していない

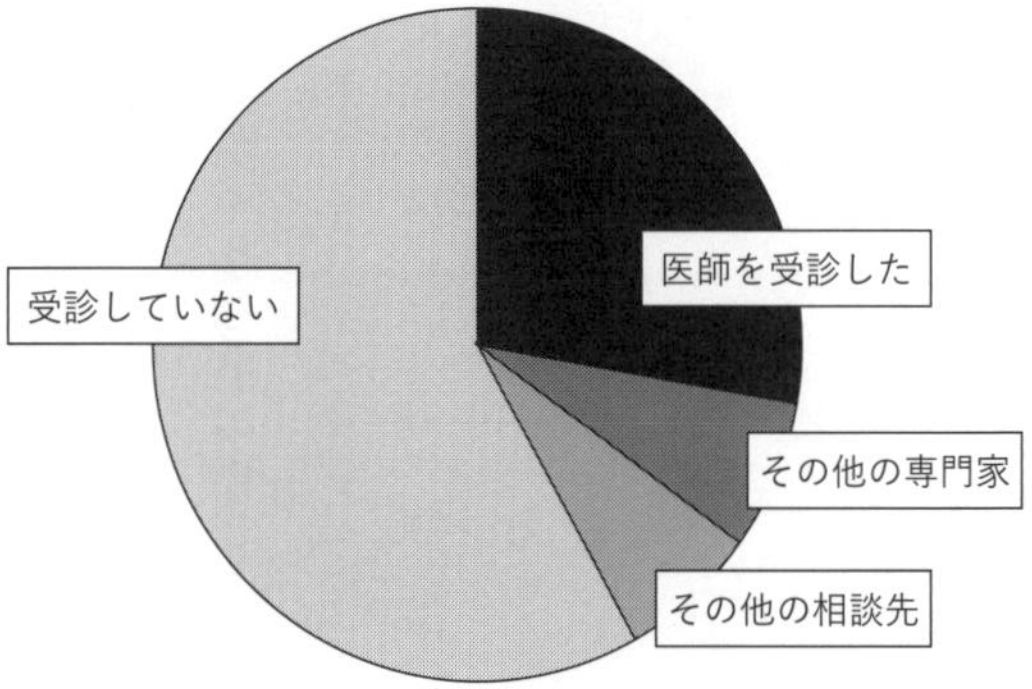

「川上憲人、こころの健康についての疫学調査に関する研究」から一部改変

うつ病患者の初診は内科が多い

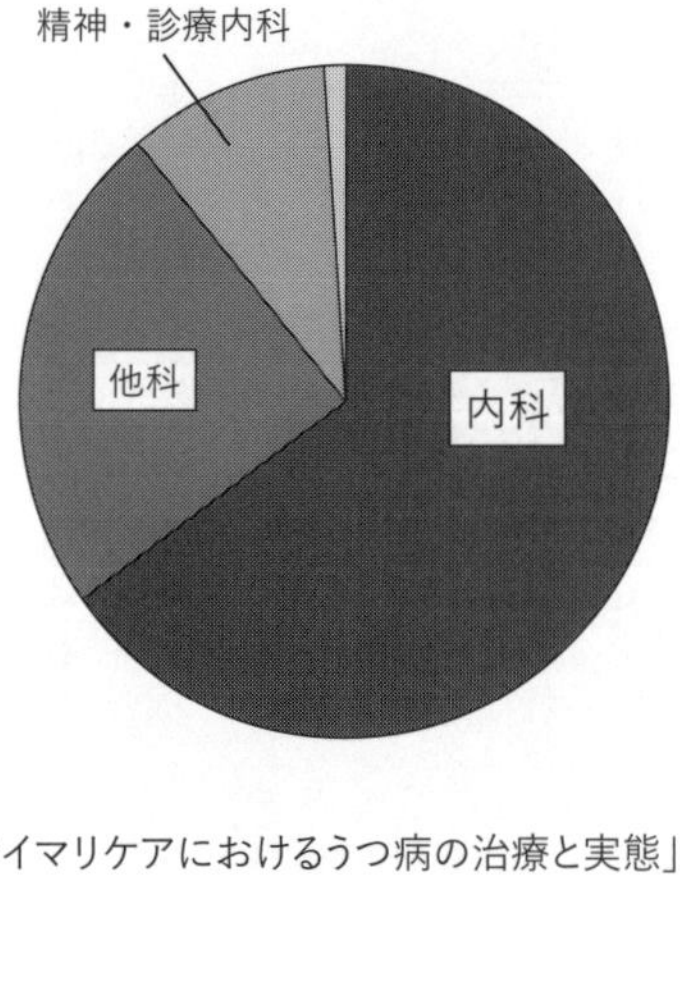

「三木治：プライマリケアにおけるうつ病の治療と実態」から一部改変

奥底にひそむこころの問題は見逃されてしまいます。心療内科という標ぼうの病院も増えてきていますが、課題は解決にいたらず残されています。

うつ病は、自殺につながる心配もあるため、早急な対策が必要です。 この疾患は、治療や予防が可能であり、医療者の協力が欠かせません。

私は内科系の漢方医の立場から体の疾患を診ることを主体にしていますが、それでも多くの患者さんがこころの悩みをうち明けられることを肌で感じています。そうしていろいろな対応をせまられているうちに、こころの病でも漢方でサポートできることに気がつきました。

そこで今回は、その治療の数々をここにご紹介したいと思っています。

西洋医学にみる精神疾患の分類

さて漢方の世界感を述べる前に、まずは西洋医学でみる精神疾患についてお話をいたします。

精神疾患とは、古くは「精神分裂病」「躁うつ病」「てんかん」のことをいいました。三大精神病ともいわれたくらいです。しかし現在は「てんかん」は、精神疾患とは違う病とわかり、これらからはずされています。

精神疾患の分類は、アメリカ精神医学会が発行する『精神障害の診断と統計マニュアル（DSM—5）』によっています。これは学問的な意味合いの深い分類です。

＊神経発達障害
＊統合失調症（精神病性障害、従来の精神分裂病）
＊双極性障害（躁うつ病）
＊抑うつ障害（うつ病）
＊不安障害
＊強迫性障害
＊心的外傷およびストレス関連障害（PTSD）
＊解離性障害
＊身体症状症および関連症群（転換性障害、身体表現性障害）

これとは別に「精神病」と「神経症」という原因による分け方もあります。
この場合の「精神病」とは、〝遺伝的な素因がある〟〝脳の病気である〟ことを示し、主に二つの疾患が含まれています。

*統合失調症
*双極性障害（躁うつ病）

一方「神経症」とは、〝ストレスによる〟〝心的要因がかかわる〟という意味となり、次の疾患群を含んでいます。

*うつ病
*（一般的な）神経症
　適応障害
　パニック障害

強迫性障害
全般性障害、社会不安障害
妄想性障害
摂食障害
心的外傷後ストレス障害（ＰＴＳＤ）
解離性障害（離人症）
身体表現性障害、転換性障害
自己醜形恐怖、自己臭恐怖、
自傷
依存症

それから、双極性障害（躁うつ病）とうつ病だけを、気分変調障害として別に分ける場合もあります。

最近では、新型（現代型）うつ病や境界性パーソナリティ障害、サイコパス（精神病質者・反社会的人格）など、それまでの病気の枠にあてはまらない病態も提唱され、精神科の診断基準も改訂されてきています。

現代の西洋医学は、体を臓器ごとに分け、細部にわたって専門家をおくことが通常になっているので、精神科領域にも細分化がみられています。それでも概念や症状が重なり複雑なので、医療の場では議論がかみ合わないこともあります。

日本ではもともと〝医学〟は大学が中心となって行われており、学問が論じられてきました。そこでは細かな分類と分析がなされ、論文上で新たな発見が議論されています。

これが後の医学に発展していく礎《いしずえ》になっていくのですが、ときに〝医療〟の現場と溝を作ってしまいます。医学と医療は、優劣の問題ではなく、性質に違いがあるものなので、それを理解したうえで、受け入れる必要があります。

西洋医学にみる、うつ病の診断基準

西洋医学では、どの専門分野においても、診断基準が示されています。これは医療の標準化といい、日本全国どこでも偏りのない診療が受けられるようにとの配慮によります。

また医療者どうし、共通の言語で思考を展開し、情報交換させるためのものでもあります。

たとえば、うつ病の診断は、先の『精神障害の診断と統計マニュアル（DSM）』の基準に照らして考えます。

ここではまず（表のA〜C）に示すうつのエピソードが確認され、該当するようなら、次にうつ症状をきたす他の精神病（統合失調症、躁うつ病）が区別されます（D、E）。両方の基準をクリアできれば、病名を確定できるようになっています。

日本うつ病学会では、『軽症うつ病』をこの表の「A項目の9項目のうち、5項目を超えない程度のもの」、「苦痛はあっても、職業上の障害が軽いもの」としました。逆に『重症うつ病』を「A項目の9項目の中で、5項目をはるかに超えているもの」、「ひどい苦痛があって、職業上の障害も著しいもの」としています。

これらの基準は精神医学の進歩や認識の変化によって改訂されていますが、毎回病像が盛り込まれすぎていることが難点です。しかも「この基準を用いると、すぐに診断でき、治療薬も選択できる」というものでもありません。

現場では、うつにいたる特性や背景を理解することが大切なので、診断基準でおおまか

うつ病の診断基準（DSM-5）

A．以下の症状のうち5つ以上が2週間の間に存在し、病前の機能からの変化を起こしている
これらの症状のうち、少なくとも一つは、①抑うつ気分、または②興味または喜びの喪失である

(1) ほとんど一日中、ほとんど毎日抑うつ気分
(2) ほとんど一日中、ほとんど毎日、ほとんどすべての興味または喜びの喪失
(3) 体重の減少／増加（例：1カ月で2%の変化）、またはほとんど毎日の食欲低下／増加
(4) ほとんど毎日の不眠、または過眠
(5) ほとんど毎日の焦燥、または精神運動制止。疲れやすい、または気力減退
(6) ほとんど毎日の疲労感、または気力の減退
(7) ほとんど毎日の無価値観、または過剰・不適切な罪責感
(8) ほとんど毎日の思考力・集中力の減退、または決断困難
(9) 死についての反復思考、反復的な希死念慮、自殺企図またははっきりとした自殺の計画

B．その症状は苦痛、または社会的・職業的な機能障害を起こしている

C．そのエピソードは、物質の生理学的作用、または他の医学的疾患によるものでない
A～Cにより、抑うつエピソードが構成される

D．抑うつエピソードは、統合失調症やその他の統合失調症スペクトラム障害および他の精神病性障害群によってうまく説明できない

E．躁病エピソード、または軽躁病エピソードが存在したことがない

に判別したあとは、個別に病態を考え直しています。そのため、すぐ応用できるマニュアルとはいえないのです。

それでも精神疾患は、検査によって白黒判断できませんから、病像をつかむうえでは大変参考になります。そのため、専門・非専門の先生方ともども、これを目安にしているのです。

すべてのうつ病に、抗うつ薬が効くのか

それではすべてのうつ病に、抗うつ薬は本当に効果があるのでしょうか……。

それを考える前にまず、精神疾患が生じる理論についてお話いたします。

人の脳を細かく見ると、たくさんの神経細胞で埋めつくされています。その細胞同士は直接つながらず、はざまを神経伝達物質という脳内ホルモンがつないでいます。ホルモンには、セロトニン、ノルアドレナリン、ドパミン、アセチルコリン、ギャバというもの

があり、モノアミンといいます。これらの働きによって、人のこころが安定すると考えられています。

逆に考えると、精神疾患はこれら脳内ホルモンの働きが偏ることで発症します。たとえば、うつ病ではセロトニンとノルアドレナリンの働きが弱まること、統合失調症ではドパミンが強まること、不安神経症ではギャバの働きが弱まることが、原因の一端と考えられています。一端というのは、まだ実証されていないためです。

この仮の理論のもとで、脳内ホルモンを調整できる向精神薬や抗うつ薬、抗不安薬、気分安定薬、睡眠薬などが治療に用いられています。

薬を投与してみると、確かに効いているな、と実感できることもあります。でもうまく調整できた分、薬への依存性が生じてしまいます。

一方、効果がはっきり見られないことあるので「精神疾患の原因は、脳内ホルモン」という説は、すべてを説明しているわけではなさそうです。

この理論だけをつきつめてしまうと、薬漬けと揶揄されるくらい薬数が増えてしまい、主作用より副作用が目立つ場合も出てきます。これらの薬は、脳に直接的に作用させる分、効能はもろ刃の剣、紙一重、という側面を持ち合わせているといえます。

神経終末における脳内ホルモン遊離と反応

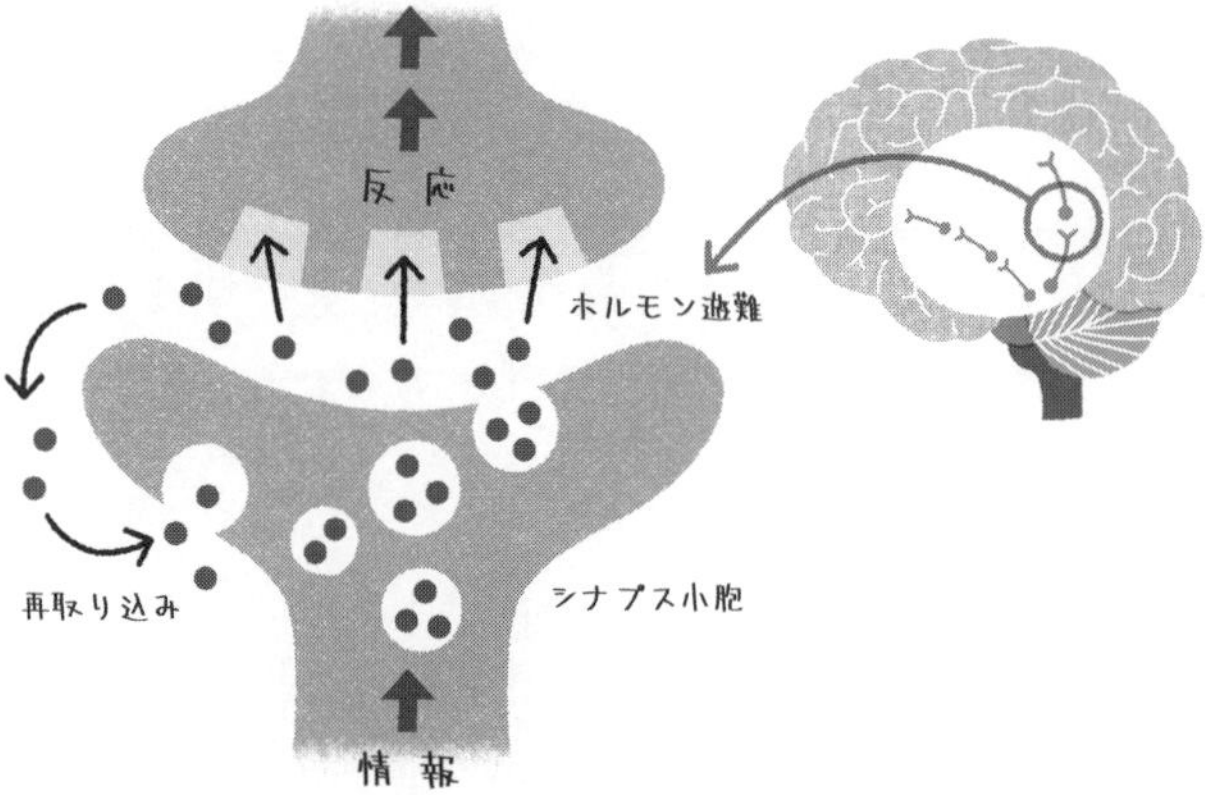

脳の神経細胞間は脳内ホルモンが刺激を伝え反応が起こります。
このホルモンは枯れることのないように再取り込みもみられます。

うつ病における脳内ホルモンの減少

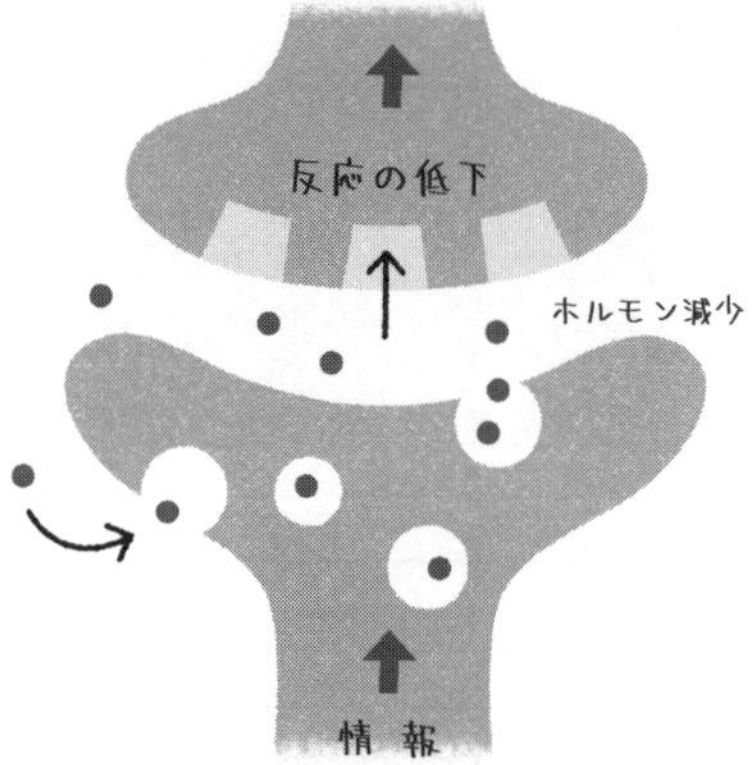

うつ病では脳内ホルモンが減少します。またホルモンの再取り込みも少なくなるため、ホルモンの枯渇と反応の低下がみられます。

抗うつ薬が使われているのに、うつ病の患者は減っていない

さきほどあげた厚生労働省の報告でも、うつ病を含む気分障害の患者さんは数年の間に増えていることがわかります。しかし実はその間、治療の場ではまったく新しいタイプの抗うつ薬が使われるようになっていました。それは、ＳＳＲＩ（選択的セロトニン再取り込み阻害薬）、ＳＮＲＩ（セロトニン・ノルアドレナリン再取り込み阻害薬）、ＮａＳＳＡ（ノルアドレナリン作動性・特異的セロトニン作動性抗うつ薬）といったお薬です。

革新的といわれたこれらの新薬は世界的にも注目され、投薬の機会が増えています。**しかし、うつ病患者さんはさらに増え続けており、ここに大きな矛盾があるのです。**

そこには製薬会社の販売戦略が先走った、医師が過剰に診断した、などの側面もあるのでしょうが、おそらく現代のうつ病の理論では、まだまだこの病気を治せないという事情も関わっているのでしょう。

その他の精神疾患、統合失調症（従来の精神分裂病）や神経症も、未だ薬だけでは、十分治せない現状にあるといえます。

精神疾患の二次反応は、結構複雑

精神疾患では、抑うつ、妄想、幻聴など、いろいろな変調をともないます。つまり、

＊抑うつといえば、うつ病

＊妄想・幻聴といえば、統合失調症

＊不安といえば、神経症

などです。ただ実際の病像はもう少し複雑で、短絡的ではありません。

「抑うつは、統合失調症の症状だった」

「妄想は、うつ病からきていた」

「自閉症に、抑うつが重なっていた」

「パニック障害の根底に、不安と抑うつがあった」

さらに次々と、体の自律神経失調や、不調が重なってきます。

これらを二次反応といいますが、こうなると試験の正解のように1対1で答えが見つかりにくくなってきます。まるでもみくちゃにからまった毛糸玉です。解決するためには、毛糸をおおよそほどくことが大切なのですが、西洋医学は意外とそれが苦手なのです。それは医学のもつ性質が関係しているのです。

西洋医学は、細部ばかりにこだわっている

医学はもともと、西洋でも東洋でも、体全体の観察からはじまりました。しかしその後、西洋医学は体を、臓器→細胞→DNA→遺伝子へと、ミクロでとらえるように発展してきました。

そのため、**この医学はいつも局所を眺める性質があります。**治療面でもそれが反映され、風邪では、鼻水の薬、喉の痛みの薬、痰の薬、咳の薬、頭痛の薬……と一つひとつ細かく処方され、多剤投与になってしまいます。今では医療者も患者さんも、ごく自然のことの

ように受け止めていますが、これは特徴でもあり、欠点でもあります。

細部ばかり見る性質は、病気を考えるとき、あらたな問題を発生させてしまうことになります。

たとえば、心臓の専門医は、体をある視点でお薬を処方します。でも、それが他の専門医と異なるときもあり、支障が生じます。

それは、心臓病のため血液サラサラの薬を飲んでもらっていたら、胃腸から出血してしまったなどです。胃腸の専門医はそれを見て、サラサラの薬をやめさせますが、そうしたら心臓の血管が詰まってしまった……。

現代の病院は臓器別で区分けされているため、患者さんはいろいろな科にかかりますが、その結果、各専門医の視点が幾重にもつらなってしまいます。

よく「抗がん剤を投与したら、がんは縮小したが、体も衰退してしまった」「ピロリ菌を退治したら、胃のむかつきがひどくなってしまった」などの話が聞かれます。それでも「がんが小さくなって助かったね」「ピロリがいなくなってよかったね」となります。こうなると体にとっていったい何が大切であるのか、わからなくなってしまいます。

西洋医学が、細部ばかりにこだわるため、どうしても矛盾が生じてしまい、ここに、現代医療を否定する事情が生まれているのです。

体の疾患とこころの病は、別物として扱えなくなってきた

それから、**西洋医学のもう一つの性質として、体の病気とこころの問題は別物として扱う**、点があげられます。

これは、17世紀フランスの哲学者ルネ・デカルトの考え方などに影響されています。彼は、近代哲学の祖として、科学思想を作りあげたのですが、その中で「心身《しんしん》二元《にげん》」という考え方を提唱しました。これをもとに実験的要素の強い医学では、体とこころを別物として扱うことになってしまいました。

そのため体を扱う診療科では、患者さんに精神の悩みが感じられると「精神科・心療内科を受診してくださいね」と、ひき離されてしまいます。

それでも最近では、遅ればせながら、「**こころの病は、体の疾患を作る**」と考えられてきており、時代も重なって、全国に心療内科という受け皿が作られています。

また逆に「**体の疾患も、こころの病をひきおこす**」という事実も注目されるようになりました。つまり、体の疾患とこころの病は、別物として扱えなくなってきています。

2005年エバンスらの疫学調査では、心臓病や脳血管疾患、悪性腫瘍、生活習慣病などの体の疾患をもつ患者さんは、うつ病を合併している率の高いことが明らかにされました。

この指摘は、全身の慢性病に罹患したことで、思うように動けなくなってしまったり、摂食行動が変化してしまったり、たばこやアルコールへの心理的な依存（逃避）が生じたりなど、**慢性病ではうつ病になるきっかけをもちやすい**ことを反映しています。病気が長期化すると、職場や家庭で思うような役割が果たせなくなることもあるので、居場所や存在感の喪失体験がこれに拍車をかけるのでしょう。

日本医療機能評価の調査によると、一般病院の2割に、患者さんの外出や外泊時の自殺を経験しているそうです。

私も研修医のころに、がんの患者さんが病院の窓から飛び降りてしまったところを目の

こころの病と体の疾患

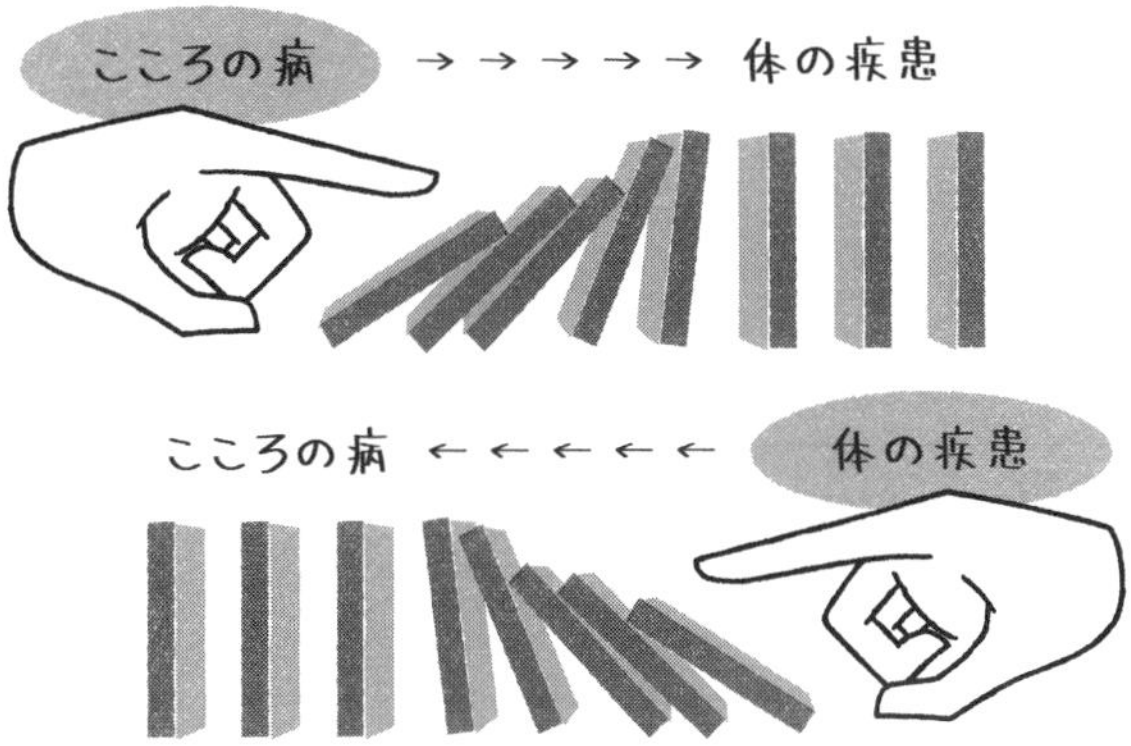

こころの病が体の疾患を作り、逆に体の疾患もこころの病を作る

身体疾患のうつ病併発率は高い

（日本うつ病学会治療ガイドラインから）

身体疾患	うつ病発症（%）
心臓疾患	17-27
脳血管疾患	14-29
悪性腫瘍	22-29
アルツハイマー病	30-50
慢性疼痛を伴う身体疾患	30-54
一般人口	10.3

（エバンスら、Biol Psychiatory. 2005）

当たりにしたことがあります。その患者さんは病院で治療を受けていたそうですが、「こんな体になってまで、生きていたくない」と抑うつになり、命を絶ってしまったようです。

これは病気になると、人は元気ではいられなくなるということであり、理解できない話ではないのです。

本来こころの病は、専門家が診るべき問題といわれています。それはうつ病などの患者さんは、予防策を講じていないと、首つり、飛び降り、リストカットなどの事故をひきこしかねないためです。しかし一般病院では、常に精神科が併設されているわけではありません。

それに全国の精神科・心療内科といっても、予約がいっぱいで、外来は3か月以上先になっている状況です。先生との相性や、精神薬への不安などにより脱落してくる方もいらっしゃいます。

どうやら、体とこころの病はもう別物として扱えなくなってきており、主疾患として体の病気がある場合は、内科で向きあった方がよい事情も出てきています。

こころの病における、内科の役割とは何であろう

内科には、たくさんの患者さんが、体の疾患をかかえてやってきます。その皆さんの背景には、こころの病が見え隠れしています。その傾向は以前より増しています。

一方、こころの病についての問診は、一定の時間を要するため、忙しさに追われている身体科では、きっちり診療を行えない実情があります。

精神科の先生方からは、話をもっと聞いてあげるべき、不安で電話をしてきた方にはしっかり対応すべきといわれますが、医療スタッフの忙しさも無視できず、十分な対応がとれていないことは否めません。

その中で、内科の役割とは何であろうかと考えます。

それは、精神的な領域に積極的に踏み込むというより、

（1）精神科・心療内科への橋渡し

（2）精神科・心療内科から脱落してしまった方のサポート

が中心といえるのかもしれません。

その際、まず内科医も、向精神薬、抗不安薬を使い慣れていくということが大切です。

実際、勉強されている先生方もいて、これらのお薬をきちんと用いられています。

しかしそこには、**意外と効いているとは言いがたい抗うつ薬の課題、細部ばかりにとらわれがちな西洋医学の欠点、**そして**過剰診断と過小評価から生まれる薬漬けや副作用の問題**など、患者さんから不信感を抱かれてしまうきっかけも生じています。

東洋医学が役に立つ

そこで思い切って東洋医学で調整してみるのはいかがでしょう。この医学は、二千年くらい前に芽吹き、現代まで育まれてきました。**物事を包みこむよう、大きくとらえる性質があり、これが役に立ちます。**

実はこの性質は、古い時代の宗教的な背景を原点にしています。

「道教」、古い中国の三大宗教の一つとして、儒教、仏教とともに数えられるものですが、これが東洋医学の発展に影響を与えました。

道教ではたくさんの神さまが、最上の存在として崇拝されています。よく仙人という言葉も聞きますが、これは高尚で不老長寿な人間のことをいいます。中国では真人とも表現されています。

当時の人々は、その神々や仙人にあこがれ、神仙思想《しんせんしそう》を作りだしました。その中で崇高な存在に近づこうと、「上品《じょうほん》の薬」と「製薬の方法」を見つけたのです。これが医薬の起原となっています。

さらに彼らは、身もこころも隔てず共に清めること「心身一如《しんしんいちにょ》」と、あるがままに理想の姿に近づくこと「無為自然《むいしぜん》」を大切にしました。

これらのもとで、**いつでも抗病力と治癒力の備わった心身に回帰させられる、この発想が生まれ、この医学の特質の一端となりました。**

ところで、人の体は混沌とし複雑であるため、治療の面で私は、西洋、東洋のどちらの医学のアプローチでもよいと考えています。ちょうど富士山頂を目指すのに、登山ルートを静岡県側からでも、山梨県側からでも、選べるのと似ています。

ですから、西洋医学で対応が難しくなってしまった場合は、東洋医学を利用してみるのもひとつの手といえます。

もちろん漢方薬は不適当に扱っていると思ったような効果が得られません。でも、きちんと適合させると、力強いサポートが得られます。そのため、内科系、精神科系の先生方にはもっと漢方薬を利用していただきたいと思っています。

第2章

「四つの気の変調」と気が足りないうつの処方箋

漢方は、体を総合的に観察する

精神疾患に対する西洋薬での治療は、脳内ホルモンの仮の理論にもとづいていることをお話ししました。

西洋医学は、体の中でも頭を大切にするので、体の働きは「脳↓体」のベクトルで考えます。人の死も脳死をもって判断するのは、その考え方によります。主《あるじ》は頭ですから、脳の神経細胞やホルモンをターゲットにした治療法を尊重します。もちろんそれで効果がみられる場合は、そのまま観察していてよいでしょう。

しかし、なかなかうまくいかない場合は、東洋医学を利用する手があります。

この医学では、頭だけを特別視することはなく、体全体を見ています。主《あるじ》はむしろ体、頭はその一部分、つまり方向性は「体↓脳」です。体あってのこころなので、治療は体を通して問いかけます。

私たちの周りには〝西洋流〟があふれているので、ついその考え方にとらわれてしまいますが、改めて考えてみると、近視眼的になりやすく、盲信は禁物です。

実際、精神疾患は体の不調を伴うものであり、頭の変化だけにとらわれていては解決しにくいものです。そうなると、大局的な〝東洋流〟も役に立ちます。

五感でとらえるやり方は、人体構造を把握し得なかった時代に端を発し、淘汰されずに残されてきた重みがある分、より体の複雑さを理解しているといえます。

四つの気の変調

まず「こころ」の問題を扱うときに大切な「気」の考え方を説明いたします。「気」の変調とは、なんとなく気が晴れない、イライラする。元気がないなどをいいます。

「気血水」、東洋医学では、これが体を調節していると考えていますが、中でも**「気」は体のエネルギーであり、人にとって欠かせないもの**です。

「気」は体を張りめぐる経絡《けいらく》に沿って流れていますが、時に体の下から上へ逆行したり、秩序を失って拡散したり、一定の箇所にとどまったり、いろいろな変調をきたします。

その変化は4つに分けられます。

1　気虚《ききょ》
2　気うつ
3　肝気《かんき》うっ結《けつ》
4　気逆《きぎゃく》

この中で「気虚《ききょ》」は、慢性的に元気が足りない状態をいいます。虚弱で青白い顔色をみます。

「気うつ」は、気がめぐらず、沈み込んでいる様子です。抑うつ感と、不安や焦りの症状が生じます。

この気うつのうち、精神的なストレスが強く関わって、こころがうっ屈した状態を「肝《かん》気《き》うっ結《けつ》」といいます。漢方では、「(肝)気」が全身をめぐると、精神が安定すると考え

四つの「気」の変調

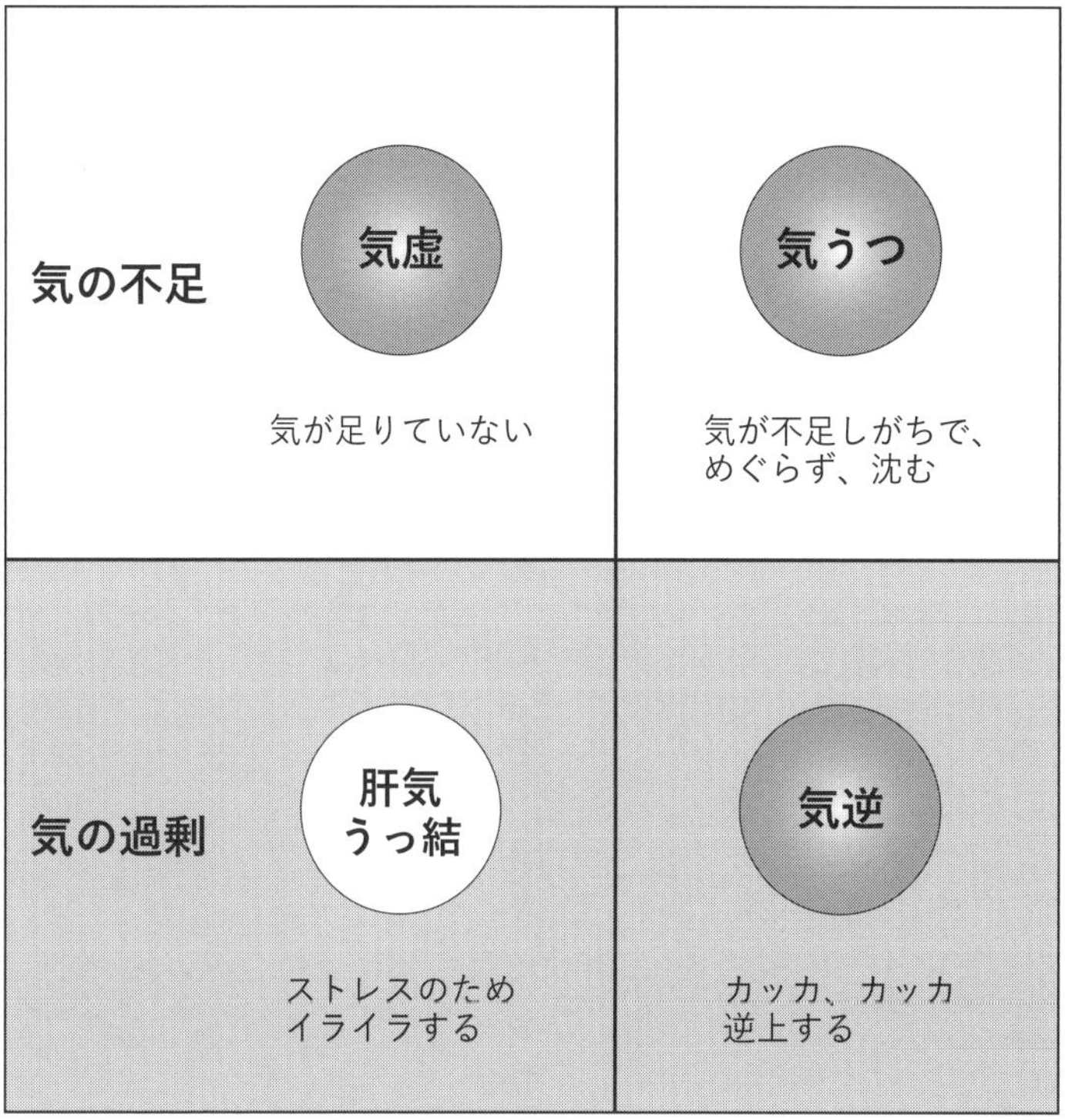
気の不足
気虚
気が足りていない
気うつ
気が不足しがちで、
めぐらず、沈む
気の過剰
肝気
うっ結
ストレスのため
イライラする
気逆
カッカ、カッカ
逆上する

ますが、逆にこれが乱れると、イライラと自律神経失調症が生じます。そして「気逆《きぎゃく》」は、カッカ、カッカと頭に逆上している状態です。真っ赤な顔色をきたす、激しい自律神経失調症が見られます。

気の不足と過剰の連鎖

体に備わる「気」の量というのは、人の体質を反映し、元気の度合いを表します。ですから、気の少ない人もいれば、多い人もいます。

気の少ない人は、食の細い人であり、ストレスに弱く、すぐくじけてしまいます。これは普段、健康に見える人であっても、体調がすぐれないときに現れてくることもあります。このような気質を虚証《きょしょう》といいます。

一方、気の多い人は、たくさん食べられる人であり、ストレスにも強みを発揮します。ばい菌への抵抗力も人一倍あるため、病気にもくじけません。世の中のいかなる困難にも、向き合うたくましさも備わっています。このような気質を実証《じっしょう》といいます。

これらは許容の範囲の枠《わく》に納まっているのであればよいのですが、病的な様相を呈してくると問題になります。つまり、こころは深く病み、社会性が損なわれてくるのです。病院においでになられるのは、このような方々です。

気の過不足と変調とを並べると、次のようになります。

＊気の不足　↓　気虚、気うつ（抑うつ）
＊気の過剰　↓　気うつ、肝気うっ結、気逆

「気」が足りない状態は、理想の『正円』からへこんだゆがみです。全身に及ぶと「気血」の偏重を作りだすため、気うつ（抑うつ）、血の異常（お血、血虚《けっきょ》）、生命力の低下（腎《じん》虚《きょ》）へ連鎖します。

一方、「気」が過剰な状態は、はみだしのゆがみであり、気うつ、肝気うっ結、気逆に関与していきます。

こころの病では、これらのゆがみが混然一体化して、存在しています。

気の過不足

へこみ型（不足）		正円	はみ出し型（過剰）	

気虚	気うつ （抑うつ）		気うつ 肝気うっ結	気逆

「正円」は理想の心身の状態を示します。
気の足りない状態はへこみ型の、過剰な状態ははみ出し型の異常です。

気が少ないとき、気血の偏重を生む

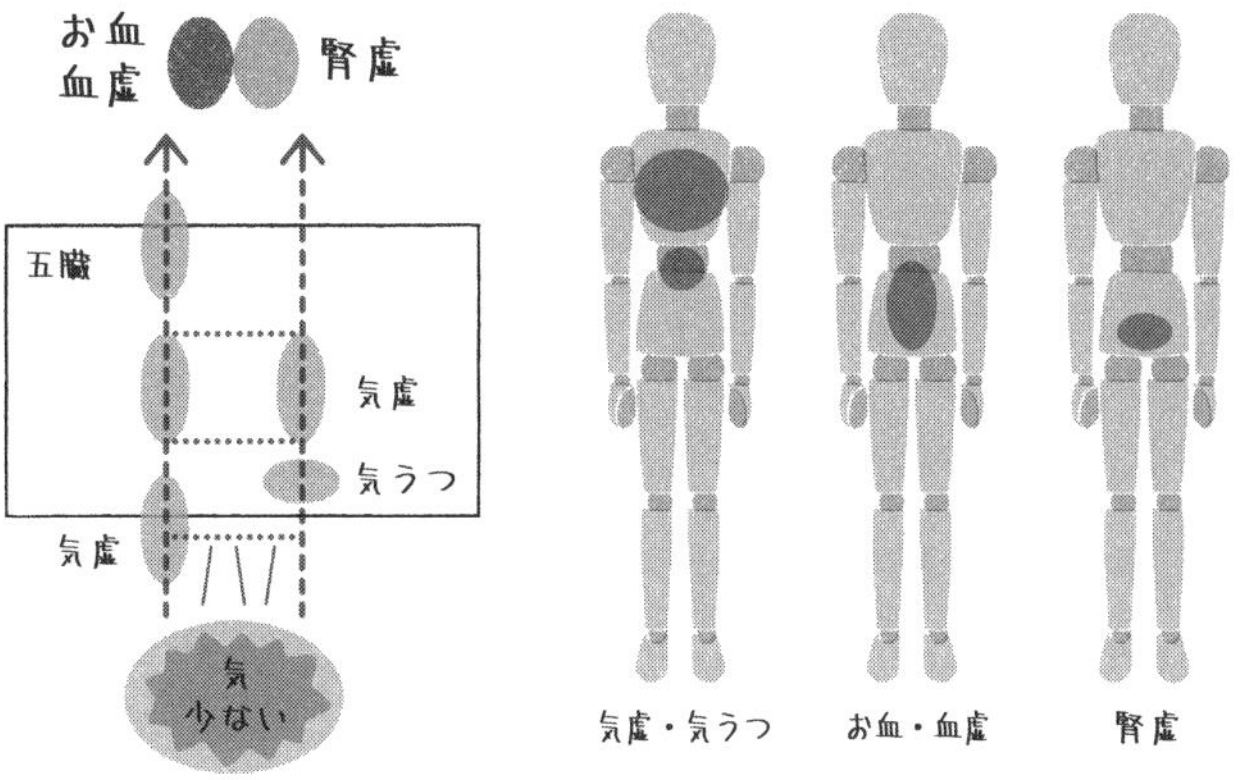

気が多いとき、気血の停滞を生む

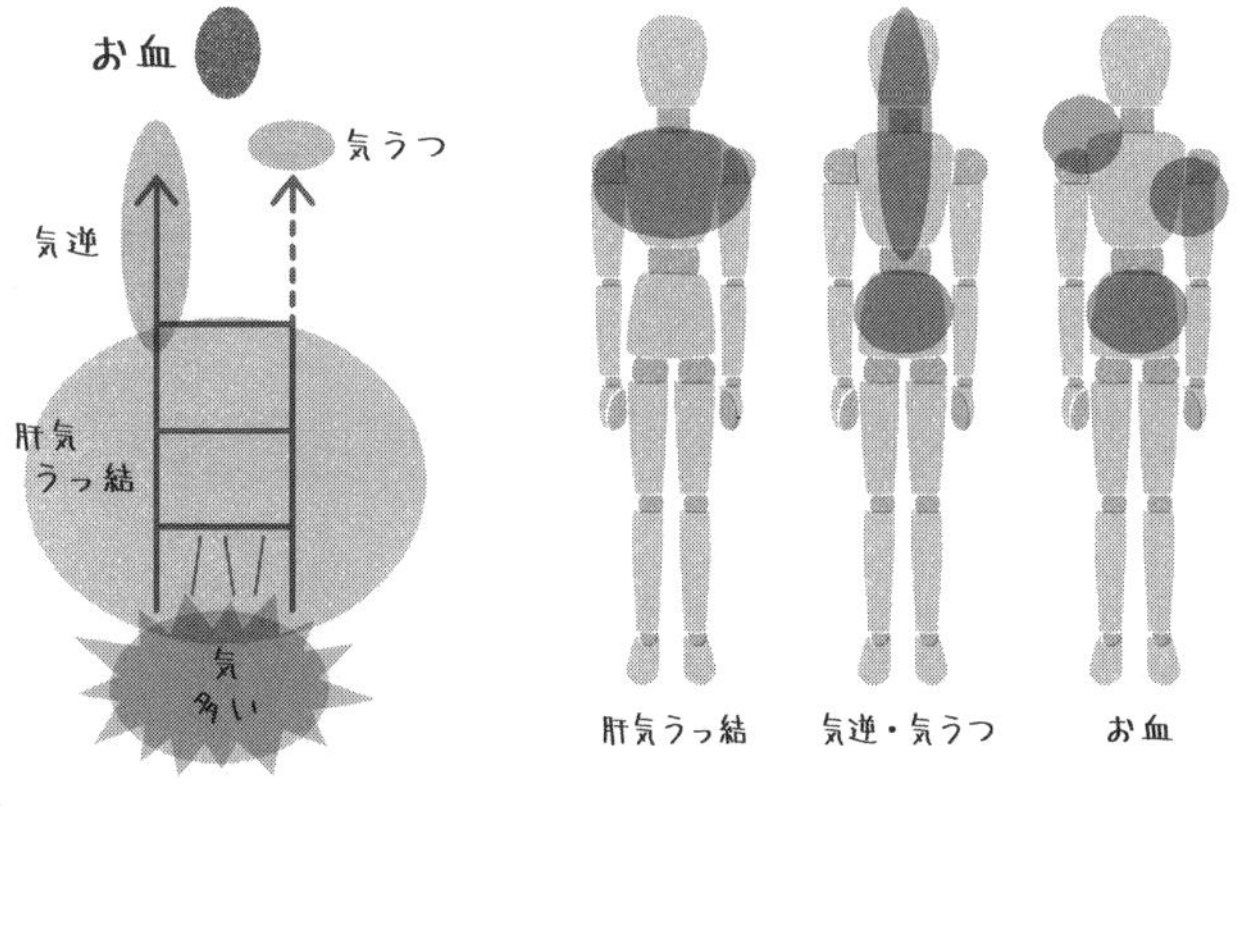

食欲不振で、元気のないあなたは「気虚《ききょ》」かもしれません

まず、**元気がひどく欠けてしまう「気虚」**についてお話しいたします。これは**足りない気**の代表格です。

気虚では、慢性的に「気」の量が足りず、体全体が虚《うつ》ろ、気持ちも滅入っています。たいていげっそり痩せ、食べたものを消化できず、お腹が、ぽちゃんぽちゃん、グルグルと音を立てています。冷え症にもなります。

一般的な症状を示します。

＊疲れやすい
＊体力がない
＊息切れがする
＊冷えやすい

気虚《ききょ》の症状

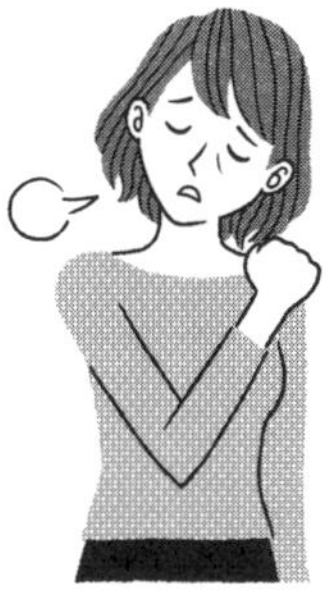
疲れやすい

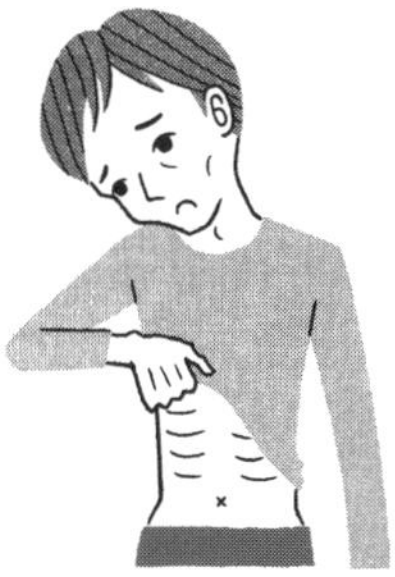
太れない

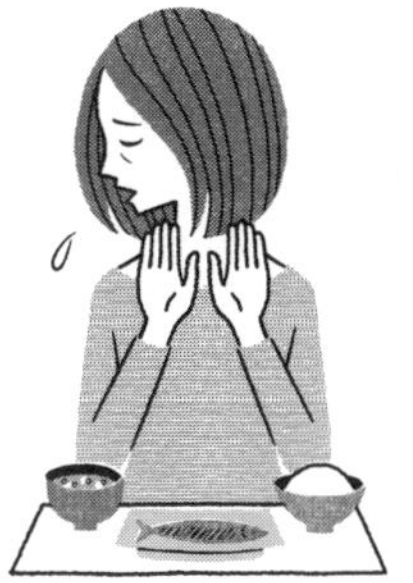
食べられない

＊風邪をひきやすい
＊便が柔らかい、下痢をしやすい
＊食欲がない
＊胃もたれ、胃下垂
＊昼間から眠い

このような方々は、内科にたくさんおいでになられます。ここでは、そんな方々に施した治療のいくつかをあげてみます。

1

気虚❶ 気の不足でまったく元気がない

息子家族と同居し、眠れなくなってしまいました

人参湯《にんじんとう》エキス 合 香蘇散《こうそさん》エキス

「最近、息子の家に引っ越しました。長く一人暮らしをしていたのですが、もう年ですし、息子夫婦の厄介になろうと思ったのです。

でも一緒に住んでみると、気を使ってしまってなかなか眠れません。お嫁さんとも会話がぎこちなくて、息が詰まりそうです。胃もむかむかするので、食事もそれほど食べられていません。いつも風邪をひいているのか、悪寒を感じます。

体の不調を息子に訴えても、息子は仕事が忙しいせいか、『そのうちに慣れるよ』と相手にしてもらえません。それがまたつらくて寂しいです。こっちに来て、体重が落ちてしまいました。『私は、どうしたらよいのだろう』と、思ってしまいます」

Uさん（80歳）のお腹を拝見すると、いかにもぺったんこ、食べられない状態であることはすぐにわかりました。これでは元気も出ないでしょう。冷えの体質は、虚弱な胃腸からも来ています。典型的な「気虚」といえます。

さっそく、お腹を温めて元気の源を作る人参湯《にんじんとう》エキスを処方しました。これによって作られた元気を体にめぐらせるために、香蘇散《こうそさん》エキスを併用しました。「合」というのは、二つの漢方薬をあわせて用いたときの表現で「プラス（＋）」という意味です。

人参湯《にんじんとう》は、気の量が不足して、食べられなくなった気虚の基本薬です。元気の量を増やすので、補気剤《ほきざい》といいます。なかに人参という生薬が入っているので、人参湯類ともいいます。これはお腹がひどく冷えこんでいる方に最適です。香蘇散《こうそさん》を合わせることで、気を体全体にめぐらせているのです。

「お薬を続けてみると、元気がわいてくるような感じがして、食事も食べられるようになってきました。また、お嫁さんとお話しできなかったのは、私が勝手に身構えていたせいでした。今では、一緒に外出しています」

「ところで人参湯《にんじんとう》に、生姜が入っていることに気がつきました。もともと冷えがあって気になっていたので、これはちょうどいいなと思い飲んでいました。香蘇散《こうそさん》のほうは、おいしいお薬ですね」


息子さんとの同居について、Uさんは頭ではわかっていたものの、高齢になってからの変化でもあり、ついていけない部分があったのでしょう。

お薬を飲んでみて、少しずつですがお元気になられている様子が見て取れました。

引っ越しをされてからは、少し遠方になりましたが、お化粧をして外来においでになっています。

さてUさんお気に入りのショウガですが、人参湯《にんじんとう》エキスに含まれるものは、八百屋で売っている「生の生姜」ではなく、生を蒸して乾燥させた「乾姜《かんきょう》」です。気虚《ききょ》の方は、ひどい冷え症のことが多いので、温める作用の強いこちらの生薬が用いられます。

古い中国では、生のショウガが使われていましたが、日本の江戸時代には乾姜《かんきょう》が作られるようになっていたので、今でもこれが用いられています。

ところで、ショウガがいくら冷えを改善させるといっても、誰でも合うものではありません。〝超〟がつくほど虚弱の方が飲むと、胃がもたれてしまいます。最近ブームなので皆さん簡単に口にされますがショウガはやっぱり刺激物です。

そのような理由で、煎じ薬をもちいる場合は、生のショウガを乾燥させただけの「乾生姜」に変えてみたり、その量を減らしてみたり、除いてみたりします。それだけいろいろ工夫をしたほうが、治療がすすむのです。

2

気虚❷ 抑うつ感がぬぐえない

食事が食べられない、不安が強くて眠れない

人参湯《にんじんとう》エキス、
四君子湯《しくんしとう》エキス、
帰脾湯《きひとう》エキス

「夫と結婚して二十五年たちます。いまだに夫との相性について悩んでいます。私よりも年上の夫は、会社でもそれなりのポジションについています。仕事もテキパキこなし、おそらく優秀なのだと思います。

でもその分、まわりの人を下に見る癖があります。いつも私に無茶なことを押しつけてきます。それができないと、叱られてしまうので、私はいつもこころが不安定であり、食欲もなくなってしまいました。

最近では涙があふれ出るようになり、先日心療内科を受診してみました。案の定、うつ病といわれ、抗うつ薬と抗不安薬が処方されました。でも薬が強いのか、飲むと頭がぼおっとしてしまいます」

Yさん（52歳）の顔色は青白く、執拗に精神不安を訴えます。憂うつから、食欲もなくなってしまったようです。これも「気虚」といえます。

精神的に心身が疲労して、抑うつと不眠がありそうです。心療内科で抗うつ薬が処方されたことも理解できます。でも、一目で虚弱化していることがわかるので、副作用の出やすいお薬は難しいだろうなとも思いました。

ご本人は、もともと神経質な性格で考え過ぎてしまうところがあります。お子様の受験では、当人よりも自分のほうがオロオロし、真っ先に食欲が低下してしまったそうです。今回は、家庭内の事情により心身がすっかり虚《きょ》してしまっていました。

そこで漢方薬を処方しています。まずは、虚証《きょしょう》におちいった方の食欲不振を理由に、人《にん》参湯加附子《じんとうかぶし》エキスや四君子湯《しくんしとう》エキスを処方しています。

四君子湯《しくんしとう》もやはり、気の量が不足して、食欲がなくなってしまった方の補気剤《ほきざい》です。これにも人参が含まれていますが、人参湯とは異なり、**冷え症のない方に適しています。**

再来の度にうかがうお話では、そのまま人参湯や四君子湯エキスでもよかったのですが、早めに落ちた気分を持ちあげようと、途中から帰脾湯《きひとう》に変更してみました。

実は、帰脾湯には四君子湯が丸ごと含まれています。どちらも元気をなくしてしまった方のお薬ですが、**帰脾湯のほうが、抑うつ感の漂っている方に最適です。**

ただこの帰脾湯《きひとう》には注意する点が一つあります。それは、いわゆる双極性障害（躁うつ病）には安易に投与できないということです。

双極性障害とは、気分が高揚する「躁」と、意欲が低下する「うつ」と、まったく反対の状態をくり返すこころの病のことをいいます。うつのときにお薬が投与されると、躁に変じさせてしまうことがあり、これは現代の西洋薬にみる副作用と同じです。

実際、江戸時代に山田業広《やまだぎょうこう》という医師が、うつであった方に帰脾湯を投与したところ、発狂して、井戸へ身を投げてしまったという記録が残されています。

さてYさん、二週後に来ていただくと、「この薬は味がよく、自分にあっているようです。これから精神的に乗り越えられそうな気がします」と、前向きに話されるようになりました。意外にもすみやかに安眠が得られ、動機や不安も減ったようです。

この方はその後、ご自身の希望で心療内科に通院しています。内科としては、うまく橋渡しができたように思っています。

3

気虚❸ トイレが気になり眠れない

閉経後の頻尿

「以前から慢性的な頻尿があり、内科で過活動性膀胱のお薬をもらって飲んだことがあります。でもこれを飲むと口の渇きが増してしまい、水を飲んでしまいます。そのせいでしょうか、なかなか排尿の問題が解決しません。

悩みは、外出する日は排尿ばかり気になってしまうことです。トイレに行っておかないと電車にも乗れないのです。友人と出かけるときも前の日から尿のことばかり考えてしまい、眠れなくなってしまいます。

これまでに何回も膀胱炎を経験していますが、そのせいでしょうか。膀胱炎のときはいつも抗生剤をもらうのですが、胃が痛くなりやすくて飲むことができません」

清心蓮子飲《せいしんれんしいん》エキス

Tさん（53歳）はやせていて、胃腸も丈夫ではありません。刺激の強い薬を飲むとすぐにお腹を壊してしまうそうです。一回の尿の量は決して多くないようですが、排尿について神経過敏になってしまいました。

そのような方におすすめなのが清心蓮子飲《せいしんれんしいん》です。**このお薬は、排尿に関して夜も心配で眠れないという方によいのです。**またこれにも、四君子湯《しくんしとう》が含まれているため、長く安心して飲んでいただけます。神経質なTさんにピッタリのお薬といえました。

漢方薬は長期に渡り飲み続けることができるよう工夫されています。

お薬をはじめてみると、排尿の切迫感が緩和し、トイレに行く回数が減ってきたそうです。でも途中でお薬をやめてしまうと、やっぱりもとに戻ってしまうので、今はきちんと飲んでいるそうです。

そうしたら最近は頻尿感が薄れてきました。調子のよいときは1日2回にして、外出前には追加したりなど、自分で調節しているそうです。

慢性膀胱炎や頻尿症を改善させるお薬には、抗生剤などが処方されがちですが、どうしても胃腸を壊しやすく、なかなか飲み続けることができません。その点清心蓮子飲《せいしんれんしいん》は、胃腸の弱い方でも安心して飲めることがメリットです。排尿のトラブルが神経質なくらい精神に及んでいる場合は、試してみるとよいでしょう。

またその場合冷え症も存在している場合は、温かいお湯に溶かしてから飲むと効果が上がるようです。

気分が沈みこみ、抑うつなあなたは「気うつ」かもしれません

次に、**気が不足しがちで、沈んでいる「気うつ」**についてお話しいたします。

気うつでは、「気」を動かすモーターの力不足のせいか、沈滞化しています。気とは本来、体をグルグルめぐって安定しているものですが、体のある箇所にピタッと滞ってしまうと、不安定になり悪さをしはじめます。

こうなると、抑うつ感が漂い、不安・焦りなどの精神症状や、頭やお腹などに不調を伴うようになります。一般的な症状は次の通りです。

気うつの症状

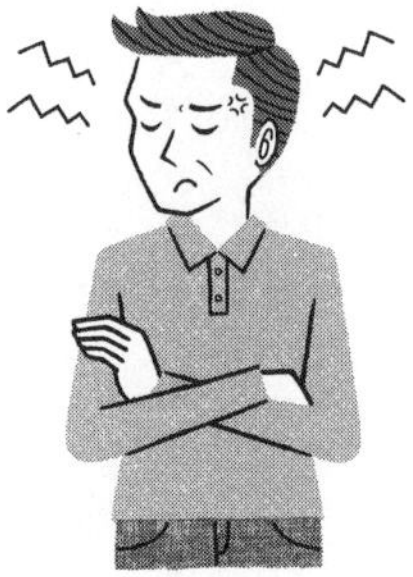

肝気うっ結
イライラ

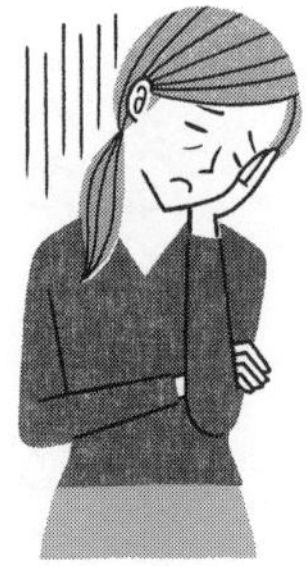

抑うつ

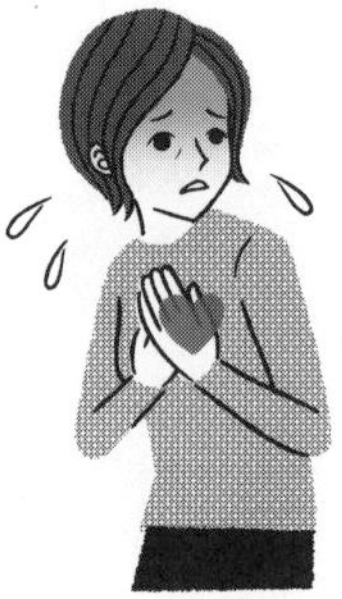

不安・焦燥感

*気が晴れない
*不安、焦燥
*頭が重い
*喉が詰まる
*胸苦しい
*お腹が張る
*ガスがたまる
*だるい

最近では、流行りのライン、ツイッター、フェイスブックで他人とブームを共有できていないと不安に陥る方が増えています。また、「いいね」などの反応が乏しいと気に入られようと媚を売り、うつっぽくなる方も少なくありません。

そのような方は皆ここに含まれます。

ところで東洋医学では、陰と陽をあてはめて物事を考えますが、「陽」とは動きがあり、熱や明るさの度合いが強い状態をいいます。一方「陰」とは静かで、冷たく、暗さを伴う状態をいいます。

気うつでも、陰性要素の多いものを、典型的な気うつと考えます。

しかし陽性要素の強いものの一つに「肝気うっ結」があり、これは次章で述べることにします。

ここでは、不安と抑うつ感の強い方々への治療例（気うつ①）と、それらが高じて、いつもあたふたと焦り、びくびくしている方々の例（気うつ②）をあげてみます。

1

気うつ❶ 不安でおどおどしている方や、自律神経失調症の強い方に理気剤

原因不明の舌痛症

（煎じ薬）半夏厚朴湯《はんげこうぼくとう》

「2年前から舌がピリピリする症状があり、大学病院の耳鼻咽喉科で診てもらったことがあります。カビの検査や血液検査などを受けましたが、異常はありませんでした。そのときは原因不明の舌痛症といわれ、薬をもらいましたが、『あとは自宅で様子を見るように』といわれてしまいました。でも、症状はよくなりませんし、毎日舌を鏡で見ているうちに、色や形まで気になってきました。

心療内科に行ったら、抗てんかん薬が処方されました。でも、これを飲んでいると、頭がふらつきます。先生にそう話すと、今度は抗うつ薬に変更されました。これは『飲んでいると効いているかな』と思えることもあったのですが、やはり副作用が出てしまいます。ステロイドの塗り薬ももらったことがありましたが、あまり効果はありませんでした。

私はもともとストレスを感じやすい性格で、不安を感じると便秘と下痢をくり返してしまいます。そのため、胃腸の薬が手放せません。また、何かのきっかけで眠れなくなるため、睡眠薬を処方してもらったこともあります……」

Nさん（47歳）の舌の症状は、舌に異常があるというよりも、精神的な要因が大きいと考え、当院では、漢方薬はまず加味逍遙散《かみしょうようさん》エキスを処方しました。しかし、「この薬は、最初のうちは効いているような気がしたのですが、だんだん効果がわからなくなったので止めてしまいました。舌のピリピリ感はやっぱり残っています」

Nさんの年代は更年期と重なるため、お血を考慮して、加味逍遙散《かみしょうようさん》を継続する手立てもあったのですが、効果が思わしくないとおっしゃるので、漢方薬は半夏厚朴湯《はんげこうぼくとう》に変更しています。

彼女には、平然とした表情の中に、いわれたことをいつまでも気にする素振りが見え隠れしていたので、気うつとして、半夏厚朴湯《はんげこうぼくとう》を投与してみたのです。

このお薬は、気剤の基本薬といわれ、理気剤《りきざい》といいます。**主に不安でおどおどしている**

方や、自律神経失調症状の強い方に用いられます。特に喉が詰まる感じがしたときに出されることが多いのですが、適応はそれだけではありません。これを併用していると、抗うつ薬などの減量や中止が期待できます。

ところでNさんのような舌痛症で悩まれている方は意外と多いものですが、漢方では『この病名のときは半夏厚朴湯』と二点をつないで考えたりはしません。このお薬は、気うつの薬であり、シンプルな不安症、自律神経症に用います。しかも、体力のありそうな方だけに投与されます。それは、なかの厚朴が気を動かすときに、体を痛めることがあるからです。

ちなみに煎じ薬ですと、効果の強い唐厚朴《からこうぼく》と、少し弱い和厚朴《わこうぼく》のどちらかを選べるので、問題を緩和することが可能です。

Nさんはしばらくの間、心療内科での抗うつ薬とこの漢方薬を併用していました。しかし、徐々に漢方薬が功を奏し、抗うつ薬は減量の上、中止にすることもできました。それでもその後症状の再燃はないようです。

2

気うつ❶ 虚弱で不安がいっぱい

いろんな症状が次々に出て、胸がふさがれます（うつ病）

（煎じ薬）香蘇散料《こうそさんりょう》 合 加味逍遙散料《かみしょうようさんりょう》

「更年期の頃は何ともなく生活ができていたのに、2〜3年前からめまいを感じることが多くなりました。総合病院で診てもらいましたが、何回検査を受けても、何でもないといわれます。でも不安を感じることが多く、いても立ってもいられないときがあります。

担当の先生から心療内科にかかるようにすすめられ、自分で探してかかるようになりましたが、抗うつ薬や不安の薬が受診するたびに増えていきます。『こんなに飲んで大丈夫かしら……』と、よけい不安になってきました。

そんなとき、娘がインターネットでこちらのクリニックを探してくれたので、来院してみました」

Hさん（68歳）が来院された当初はめまいが主な症状であり、半夏白朮天麻湯《はんげびゃくじゅつてんまとう》エキスを処方しました。しばらくは経過に問題がないようでしたが、しだいに気分が変調しはじめてしまいました。

「はじめの頃は、先生から処方していただいたお薬で落ち着いていたのですが、だんだんめまいだけではなく、いろいろな症状が出てきました。たとえば、

＊上半身が熱くなる。でも下半身は寒い
＊一人でいるのが不安
＊新聞も読みたくない
＊じっとしているのがつらい
＊背中が痛い
＊茶碗のぶつかる音や金属音が、神経にさわって不快

当院では、それらの症状を聞き、抗うつ薬や抗不安薬と、漢方薬も加味逍遙散《かみしょうようさん》エキスに変えて処方したのですが、Hさんは飲んでいなかったり、急に飲みだしたり、なかなか治

療に一貫性を保てない状態でした。

加味逍遥散《かみしょうようさん》エキスは、この薬でいいのか不安になって、飲んだり飲まなかったりしていたのです。でもそのうちにまたいろいろな症状が出てきました。

＊ライトを見るとやけにまぶしい
＊目が疲れる
＊左中指がしびれる
＊野菜をかむと口の中で反響する
＊のぼせた後に、頭が重くなる
＊歩くのにバランスが取れない

「抗不安薬と抗うつ薬も飲んでいましたが、よくなっているのかどうかはっきりしません」

Hさんはこのように症状が多岐にわたるため、精神科専門医のいる病院への転院をすすめました。紹介状もお渡ししたのですが、受診することはありませんでした。そこで、一度ご本人やご家族を交えて、今後の治療について相談しました。

しかし結局、ご本人が精神科への不安を口にされたので、しばらく当院で治療を続けることになりました。

そのタイミングで、効果の高く質のよい煎じ薬に変更しました。Hさんの虚弱な体質と沈痛な面持ちから、香蘇散料合《こうそさんりょうごう》加味《かみ》逍遙散料《しょうようさんりょう》を選んでいます。**香蘇散料は、蘇葉《そよう》と香附子《こうぶし》が入った安定薬であり、不安症や自律神経失調症に適しています。**これと半夏厚朴湯《はんげこうぼくとう》とを理気剤《りきざい》といいますが、**この香蘇散のほうが、体力のない方に用いられます。**

ちなみに蘇葉とは、シソの葉のことです。シソというと刺身についているものを想像しますが、それは緑色をしています。薬用は紫色です。食用は毒を消すことを期待していますが、お薬は精神と自律神経を安定させます。

「今日は、一人で外来を受診することが不安になり、家族に付き添ってもらいました。今度の症状は……」

*喉の奥に引っかかりがある
*息苦しい

＊眠れない
＊不安が強くて、気持ちがコントロールできない

Hさんには、「抑うつの症状の改善には、段階があります。はじめは、眠れるようになることが大事です。眠れるようになると、しだいに症状が気にならなくなります。でも先を急いではいけません。日常生活の中で楽しいと感じられるようになるのは、まだ先のことですから。自分が堕落しているなんて負い目を感じないでください」とお話ししました。

煎じ薬は、ご主人の協力もあって、毎日ちゃんと飲めている様子です。その後一時期エキス剤に変えたときもあったのですが、どうしても気分の落ち込みがひどくなるため、煎じ薬で維持しています。

こころの問題は複雑であり、希死念慮《きしねんりょ》（自殺願望）を引き起こしてしまうこともあります。当院は精神科・心療内科ではないため、なるべく専門医のもとでの治療をお願いして

いますが、予約日までに数か月要したり、せっかく受診しても先生との相性に問題があったりするので、患者さんと相談のうえ、できる限りのサポートをこころがけています。

「気うつ（抑うつ）の気配を感じたときに漢方薬を用いる場合は、香蘇散《こうそさん》や半夏厚朴湯《はんげこうぼくとう》を選択します。香蘇散のほうが、半夏厚朴湯より、体力のない方に用いられます。

エキス剤で対処できる場合はそれでもよいのですが、生薬の質についてこだわる場合は煎じ薬で対処することになります。

ところでHさん、

「先生の言葉を信じて、私も焦らず治療に取り組むことにしました。はじめは外出する気にもなれなかったのですが、だんだん一人で電車にも乗れるようになってきました。家族の協力もあって、少しずつ改善しているのが自分でもわかります。

治療をはじめて10か月近くたったいまは、旅行にも行けるようになりました」と、温かいご家族の支えのもと、抑うつは回復の経過をたどっています。

改善するまで、治療によくついてきてくれたと思っています。

1

気うつ❷ あたふたと焦り、びくびくしている方に安神剤《あんしんざい》（竜骨《りゅうこつ》、牡蠣《ぼれい》）

お腹に動悸があって、それがいつも不安

（煎じ薬）桂枝加竜骨《けいしかりゅうこつ》牡蠣湯《ぼれいとう》、竜骨湯《りゅうこつとう》

気うつには、不安や抑うつ感が目立つ方もいれば、あたふた、びくびくばかりが目立つ方もいます。

両者を無理に分け隔てることはないのですが、後者の場合、動物性生薬の竜骨《りゅうこつ》、牡蠣《ぼれい》が効果を発揮することがあります。その例をここに紹介します。

「いつの頃からか、お腹に動悸を感じるようになりました。何の病気かしら、動脈硬化が進んだのかしらと心配になり、総合病院を受診しました。お腹のエコーやCTの検査も受けましたが、異常はないそうです。

担当の先生のお話では、『動脈瘤のような危ない病気はありません。結局痩せているか

ら動脈が触れるだけでしょう』ということでした。そして、『うちは忙しい病院なので、あとは近くの診療所で診てもらってください。紹介状を書いておきます』といわれてしまいました。そのようなわけで、こちらを受診しました。まだ胃のあたりがドキドキして、おさまりません」

Bさん（71歳）のお腹を拝見したところ、おへその上にドキドキと脈が感じられます。たしかにBさんは痩せているので、動悸を触れやすいのですが、それにしてははなはだしい感じがしました。

お話をうかがうと、一人暮らしをしているため、お風呂場で倒れてもだれも助けに来てくれない不安があるそうです。

まずはお腹の動悸を改善するために、安神散《あんしんさん》の桂枝加竜骨牡蠣湯《けいしかりゅうこつぼれいとう》を処方しました。**この薬は、体力のない方にぴったりです。**

中に含まれる竜骨《りゅうこつ》と牡蠣《ぼれい》には、炭酸カルシウムが含まれており、あたふたする焦りやオロオロした気分を整えてくれます。

ところで『カルシウムは、体にとって欠かせない大切なもの』という言葉を耳にします。しかし、その吸収は飲食物によって邪魔されやすく、体に取り込むことは意外と難しいものです。そのためいつも体内で満たされず、不安症や自律神経失調症の発症にも関与します。

そこで、安神剤の竜骨や牡蛎が有用です。

竜骨《りゅうこつ》は「大型哺乳動物の化石」、牡蠣《ぼれい》は「風化させたカキの殻」なのですが、内部は無数の細かな穴（孔）で埋めつくされています。これを多孔質《たこうしつ》といい、スポンジのように水分と親和して、体に吸収されやすくなっています。

その竜骨《りゅうこつ》は、中国の一部では、まだ偽物も出回っているようです。つまり、本当は年代の浅い動物の骨なのに、あたかも化石ように見せかけているそうです。

では、偽物と本物とは、どう見分けられるのでしょう……。

実は、舌にのせると簡単に判別できます。口に含んでみて、サラサラしているようなら偽物、舌に張り付くようなら本物です。

偽物はまだ新しい骨なので、構造が密である分、水分をはじいてしまいます。これは、食卓の魚の骨が、口の中でくっつかないのと同じです。一方、本物の竜骨《りゅうこつ》は化石ですから、長い時間を経てできた内部の穴が、水分となじむわけです。

お薬はこれを煎じたものを用いています。

さて、最近Bさんからこんな相談を受けました。

「この間主人が入院したのです。その看護疲れなのか、よく眠れません。それと、調子のよかった桂枝加竜骨牡蠣湯《けいしかりゅうこつぼれいとう》が、最近少し苦く感じるようになってきました」

年齢を重ねて、Bさんの体力も低下してきたのかもしれません。そこで、竜骨湯《りゅうこつとう》の煎じ薬に変更してみました。**このお薬は、桂枝加竜骨牡蠣湯《けいしかりゅうこつぼれいとう》と同じような作用を持ちますが、より虚弱な方に向いています。でも過敏な自律神経症状を鎮める作用は同じです。**

「今度のお薬のおかげで、よく眠れるようになりました。まだお腹に動悸を感じることがありますが、『気にしてもしかたがないな』と思えるようになりました。そこが、以前と大きく違うところです」

気持ちの持ち方が変わって、Bさんはだいぶ楽に過ごされているようです。

2

気うつ❷ 気持ちが落ちつかない

いつもいろいろなことが不安です

柴胡桂枝乾姜湯《さいこけいしかんきょうとう》
エキス

「数年前、急に胸が痛くなりました。近くの総合病院で診てもらったら心臓病だといわれてしまい、治療を受けました。その頃から、考え込むとすぐ血圧が上がるようになりました。先日、総合病院の外来を受診したときも、血圧が高くなっていて、降圧薬を増やされてしまいました。

もともと不安を感じやすい性格でしたが、心臓を悪くしてからよけい心配性になってしまいました。いまは息子家族と同居していますが、マンションの隣や上の階の物音が気になって仕方がありません。育ち盛りの孫もいるため、一人暮らしのときのように『お気楽』というわけにはいかず、何かと神経を使います。そういえば、最近、妙にふらふらして、眠れないことがあります」

Eさん（80歳）はやせ形で、見るからに体力がなさそうです。お腹を拝見すると、両脇の下が微妙に張っています。これは、ふだんからストレスを感じているサインです。こういうときは、柴胡《さいこ》という生薬がよく効きます。

Eさんには、心身を穏やかにして不眠や不安感を取り除く柴胡桂枝乾姜湯《さいこけいしかんきょうとう》エキスを選びました。**この薬には、気持ちを落ち着かせる牡蠣《ぼれい》が含まれており、あたふたした焦りや、ドキドキを過剰に心配している方にあいます。柴胡加竜骨牡蠣湯《さいこかりゅうこつぼれいとう》より虚弱者向き、桂枝加竜骨牡蠣湯《けいしかりゅうこつぼれいとう》よりやや強めのお薬です。**

「このお薬を飲むと、体の奥から元気がわきあがってくるような気がします」と、Eさんからも好評です。経過の中で、別の漢方薬を飲んでいただいたこともありましたが、やはりこのお薬があうようで、元気を保つためにもう2年近く飲んでいただいています。

3

気うつ❷ 疲れとストレスをためてしまって
職場不適合、うつ病

（煎じ薬）柴胡加竜骨《さいこかりゅうこつ》牡蠣湯加味《ぼれいとうかみ》

「眠れなくなってきたのは、半年くらい前からです。ちょうど職場で昇進したことからです。その頃から残業が増え、土日も出勤しなくてはならず、仕事内容がきつくなってきました。

最近はいつも疲れていて、体がいうことを聞いてくれません。全身がだるくて力が入らず、1日中すっきりしない感じです。寝つきも悪く、夜中に目が覚めてしまいます。熟睡できないので、疲れを残したまま翌朝を迎え、また仕事で疲れるという毎日です。

それに同僚からの風あたりも強くなり、とうとう仕事に行けなくなってしまいました。

心療内科でうつ病といわれ、抗うつ薬が出ましたが、その薬を飲むと、布団から出られないくらい強い吐き気があり、内服は続けられませんでした。担当医からの勧めもあり、しばらく休職しています」

Kさん（50歳）のように、残業によって疲れがたまり、体調を壊してしまった状態を「虚労《きょろう》」といいます。

近年多くの職場で、「人手不足」「より高いサービスの提供」を背景に、過重労働が求められています。ブラック企業という言葉も耳にするようになってきました。深刻なのは、それが一部だけの問題ではないことです。

労働は、強要されて犠牲者のようになっている場合と、無意識に受け入れている場合があります。また賃金や社内評価、出世欲がからんで、自ら望んで行っている場合や、ワークホリックといえるほど仕事中毒になっている場合など、さまざまです。

色々な方が、外来においでになり、自身の考え方をうち明けてくださいます。状況によって、上手にギアチェンジできる方はよいのですが、肩肘張って無理をしている方は、疲れをためやすく、パンとはじけてしまうようです。

とくにKさんのようにうつの要素もある方、考え方に癖のある方は、深みにはまってしまいます。

Kさんには、気を晴らす作用の強い柴胡加竜骨牡蠣湯《さいこかりゅうこつぼれいとう》（加甘草《かかんぞう》）を内服していただきました。

この薬は精神的に、とても強い焦りのある方に投与される安神剤です。本来体力のある方に処方するものなので、今のKさんには、甘草《かんぞう》を加え穏やかにし、きつい生薬の量を減らしたもので対処しています。それから、神経性不眠として慢性化しているように思えたので、まずは体を休めることを勧めました。

どうもこのお薬のほうが体にあうようで、その後Kさんは、熟眠できるようになり、体調も回復させていきました。

その後復職のためのリハビリとして、当初は1日1時間、午前の勤務からはじめました。それを1週間ごとに1日2時間～3時間に増やし、その後、午後の勤務を増やしていきました。2～3か月間かけて、終日勤務に戻っています。

ところで、こころの病に落ち込んだ方の復職が難しいのは、いくつか理由があります。

患者さん側の要因としては、まず「よくなった」と「悪くなった」がくり返されやすい点があります。次に、どこまでが病気で、どこからが本人の性格・気質によるものか、わかりにくいことも関係します。病として特別扱いされているうちに、利得から抜け出せなくなる場合もあり、よけい判断が難しくなります。

受け入れる職場側の要因としては、どう対応していいのかわからなかったり、また面倒を起こすのではないかと懐疑的であったり、腫れ物に触るような姿勢をとってしまうことが影響しています。

しかし今は、職場復帰のためのプログラムや、フォローアップの体制が整ってきています。本人・家族、職場（上司・人事担当係）、医師（産業医・主治医）の三者で話し合いを重ねることも大切ですので、一人で抱えこまず、それらの仕組みを利用してみることです。

Kさんも「精神的に割り切ることができるようなってきたと思います。今は、『なるようにしかならない』と思えるようになりました」とおっしゃられます。これからは、猪突猛進するようなことはやめて、自身をコントロールするようにと指導しています。

第3章

こころの病気は過剰な気の変調かもしれない

強烈な感情の変化と自律神経失調症を引き起こす気の過剰

前章では、気が足りない変調についてお話しいたしました。この章では逆に、**気が過剰になってしまい悩みの種になっている**方々の治療について、お話しいたします。

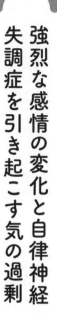

「気」が過剰な状態は、「はみだし型」のゆがみですが、これは全身で強烈な自律神経失調症を引き起こします。そのため、悩みは結構深刻になってきます。ご自身も事態を理解していますが、あふれた感情を自制できず、家庭で、社会で、トラブルになっていることも少なくありません。

気持ちにゆとりがないせいか、待合室では「いつまで待たせるつもりだ、もう待てない」と怒号をあげたり、外では「後の車に追い越された」と危険な暴走やあおり運転をしたりなど、日ごろの憂さ晴らしのような、攻撃性を発揮します。過食や散財をくり返している方や、イライラを治したくて外来に来たのに、待つことにイライラして帰ってしまう方もいます。

前に述べた抑うつタイプの気うつよりも程度が強く、精神的なストレスもたたって、こころがうっ屈しています。これを「肝気《かんき》うっ結《けつ》」といいます。

そして、イライラがついに頭のてっぺんまで突き抜け、**はなはだしく逆上した状態を「気逆《きぎゃく》」といいます。**いずれも強い感情の変化と自律神経症状を伴います。

イライラばかりのあなたは「肝気《かんき》うっ結《けつ》」かもしれません

東洋医学でいう「肝臓」には、安定したこころを維持するのに大切な役割があります。もちろん、西洋医学でいう臓器の「肝臓」とは異なります。

子供が毎日夜泣きをしたり、かんしゃくを起こしたりすることを、癇《かん》（疳）の虫といいますが、これも肝気うっ結と関連した概念です。

肝気は、対人関係の中でストレスが蓄積してうっ滞し、あちこちの事物に怒り出し、イ

肝気《かんき》うっ結《けつ》の強弱

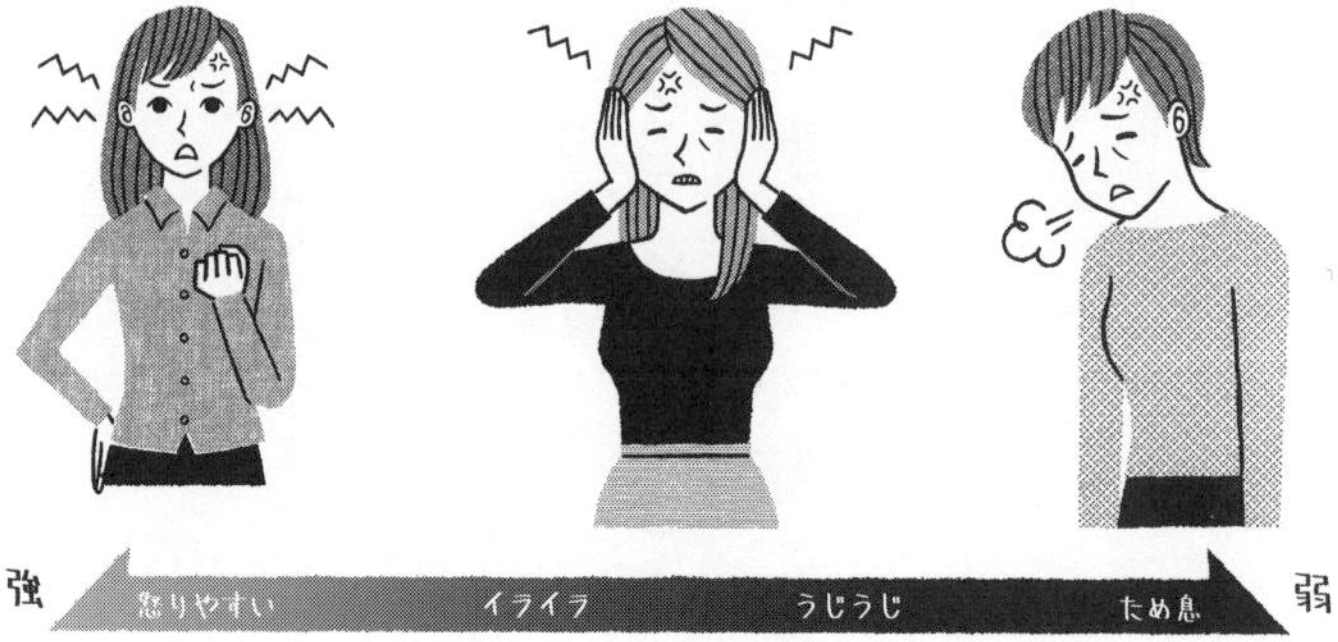

おでこに怒りのマークが浮かぶような状態です

ライラ、うじうじ……そうなると、**おでこに怒りのマーク**が浮かぶようになります。

人間はストレスがつのると、体のどこかがこわばってしまうものですが、これは、**こころも体もこわばって症状を発している状態**です。

＊体のあちこちが痛い
＊吐き気がする
＊手がしびれる
＊声が出ない
＊喉が詰まる
＊頭痛で悩まされる

肝気うっ結は、現代の生活ではよくみられるものです。

古い時代のストレスは「生きるか、死ぬか」の、強烈ではありますが、対象はシンプルなものでした。一方現代のストレスは、複雑な世の中にあって、人と人との間に根ざす「欲や葛藤、怨望《えんぼう》（ねたみ、ひがみ、うらみ）」に由来するものです。これは一生、執拗に続くので、症状も多岐にわたりやすくなっています。

そして、こころの奥にひそむ卑屈な気持ちは、体に転換されることもあり、西洋医学の身体表現性障害、転換性障害、ヒステリーなどにも関係します。

イメージがわくように、更年期世代のある女性の言動をあげてみます。

Cさんはとにかく、いろいろなことに腹が立っています。腹の立つ対象は、自分の体のことだけにとどまりませんでした。家族のこと、子供の学校の先生のことなどにイライラしているのです。

（まず自分の体のこと）

＊便秘のせいで、お腹がもやもやする。市販の便秘薬を飲んでいたが、**駄目**。

＊指が3本むくむため、病院で診てもらった。でも問題がないといわれた。**全然信じられ**

ない。

*家系に糖尿病の者がいるため、自分もそうなっていないか、**心配で仕方がない**。

（夫のこと）

*夫の実家のある田舎まで行ったり来たりしているので**大変**。

*義理の両親の前で、私をかばってくれないので、**ストレスがたまり**、太ってしまった。

（学校の先生のこと）

*娘の中学校の担任の先生は頼りなくて、**イライラする**。

*先生たちは皆若い人ばかり。全然面倒を見ていないので、**腹が立つ**。

（娘のこと）

*娘の思春期と反抗期が重なって、本当に**イラッと**する。

*（娘は）都内に行って遊んでいる気がする。**嘘ばかりついている**。

*最近外見が派手になってきた。希望していない学校に入れたのが**失敗**だった。

*（娘は）〇〇の仕事につきたいと言っていた。学校では10番以内でないといけないのに、**そうなっていない**。

*〇〇高校に入れたいが、全然勉強をしていないので、**もう無理（涙目）**。

Ｃさんは生活の変化に対応できず、言葉の断端に否定的な言葉が並びます。こころにゆとりがないため感情をコントロールするのもつらそうです。おでこに怒りマークを浮かべるためまわりの人たちも逃げていき、助け舟もだしてもらえません。そのため体調も悪くなってきたのです……。

このよう状態を「肝気うっ結」といいます。どうしても理屈より感情が先行してしまうので、**症状を説明するときに「ぎゅっ、きゅっ、ぴくっ、びりびり、ずきずき」などの擬音の表現がたくさん用いられることで見分けます。**

このようなイライラした方々は、内科には多いので、施した例をいくつかあげてみます。

1 肝気うっ結❶ イライラして精神不安定
こんなに調子が悪いのに、どこに行っても異常がみつかりません（多愁訴）

加味逍遙散《かみしょうようさん》エキス、
（煎じ薬）加味逍遙散《かみしょうようさん》
料加味《りょうかみ》

Lさん（56歳）は当院に来られるたびに、いろいろな話をされます。

「毎年冬になると自律神経のバランスが崩れ、調子が悪くなります。去年くらいから、ふらふらすることが気になりはじめました。

そこで心療内科を受診してみたのです。担当の先生から更年期障害の可能性もあるといわれて、抗不安薬をもらったのですが、それは怖くて飲んでいません。

頭がモワッとするめまいを感じるため、耳鼻咽喉科にも行っています。いろいろ検査を受けましたが、異常はみつかりませんでした。でも相変わらず体はミシミシして、バランスもよくありません。

昨日からは喉もとから胸のあたりまで、ワワワとしてすっきりしていません。食事はできますが、吐き気を感じます。疲れているときはよけいつらいです。念のため、胃カメラも受けてみましたが、やっぱり何ともありませんでした。

血圧を測ってみると、上が140／下が106といつもより高かったので、脳梗塞も心配になってきました……」


Lさんは当院では、頭の検査を希望され、総合病院でMRI検査が受けられるよう便宜をはかりました。後日、頭には異常がないと報告をいただいています。

Lさんの場合は訴えの多い症状であり、更年期障害のようでもあり、たしかに心療内科の要素も見られます。

本人はつらい、つらいと話されますが、体のどこが一番悪いのかは不明瞭です。そのため、いろいろな科を渡り歩いています。**言葉にある「ミシミシ、ワワワ」などの擬音の表現は、こころにゆとりがなく、具体的に体のどこが悪いのかわからない「肝気うっ結」のサインです。このような場合は、加味逍遙散《かみしょうようさん》がぴったりです。**この薬は、疎肝解《そかんげ(かい)》うつ剤といい、イライラ、うじうじしている方に投与すると、精神安定作用が期待されます。

漢方の安定剤といわれる四逆散《しぎゃくさん》というお薬から派生しているので、四逆散類ともいわれます。

そこで加味逍遙散エキスを処方してみました。

しかし今度は、「お腹がゆるくなる」という相談があったため、同薬を煎じ薬に変えてみました。その際、中に含まれる牡丹皮《ぼたんぴ》という生薬の量を減らしたり、気を動かす生薬をあわせたり調整をしてみました。

しばらくして、Lさんが来院されて、「不安感はもうなくなりました。体調もよくなりました。漢方薬って本当に効くと思いました」

あまりの回復の早さに、こちらが驚かされたくらいです。

2

肝気うっ結❶ 父親の介護が負の連鎖

認知症の父の介護に疲れてしまいました（同服の方法）

（煎じ薬）
抑肝散料加味《よくかんさんりょうかみ》

「1年前から、実家の父の介護をしています。父はレビー小体型認知症と診断され、内服治療を受けています。父にはそこにいないはずの人が見える幻視という症状があり、これを治すために抑肝散エキスを飲んでいます。

その父を引き取り、一緒に住むようになりました。父は夜中に起きだして大声を上げてしまいます。排泄も自分ではうまくできないため、私が処理しています。最近面倒をみているうちに私のほうもおかしくなってしまいました。食欲がなくて眠れないし、疲れが取れません。自分の時間が持てないためかもしれませんし、以前の父を追い出して悲しくなってしまうためかもしれません。

自宅近くの心療内科を受診して、精神安定剤と睡眠薬をいただきました。でもまだ体はヘナヘナして、力が入りません。また体がモワッと熱くなったり、心拍数が増えたりすることもあります。

頭がワッと覆われて、ジンジンしてブワッとするのです。

耳も、まるで地鳴りのようにシュシュシュシュシュと聞こえてきました。

体は一瞬、ワワワとなりました。

ズキズキもあって、ひどいときは吐いてしまいます。痛みの場所は頭の右側だったり左側だったり移動します。それがとても不快で、つい市販の痛み止め薬をたくさん飲んでしまいます。ストレスを感じはじめると、頭がつらくなるようです」

Pさん（56歳）のお腹を拝見しますと、体力を損ねてしまった感じがしました。腹筋の緊張とおへその上の動悸があり、神経過敏がうかがえました。

50歳台という年齢に介護のストレスが加わり、更年期障害を引き起こしていると考えられました。

そこで、**神経の高ぶりを抑える抑肝散に、緊張をほぐすための芍薬と厚朴を加えたものを処方しました。これは、肝気うっ結を解決します。**

お父さまが飲んでおられる**抑肝散エキスは、認知症の治療では、幻視や強い興奮性を抑えるために用いられます。**

古典を見ると、この薬は、癇《かん》の強い子供と、振り回される母親に「母子同服」という方法がすすめられています。そこで私は、『認知症患者と介護者同服』を意識して処方しています。

認知症は、患者にいろいろな激しい症状が現れるため、まわりの者は負担感や被害感、不安感や怒り、孤立感や失望感、悲愴感や罪悪感など、負の感情におそわれがちです。介護者は余裕がなくなり、心身ともに疲れ果ててしまうこともあります。親戚つきあいが疎遠で、ご近所とのつながりも薄くなっている昨今では、よく見られる光景です。

そのような中で私たち治療者は、認知症の患者さんだけでなく、介護者の体とこころに意識を配る必要性も感じています。

すべての方にこの漢方薬があうとは言いきれませんが、これで奏功する場合があります。ですからPさんも、内服を続けていただきたいと思っています。

現代の難治の病気は、「肝気うっ結に近い」のかもしれません

本来の肝気うっ結は、ストレスと関連して起こる強い「気」のゆがみです。おでこに怒りのサインが浮かぶような状態でもあり、自律神経失調症を生み出します。

しかしこの肝気うっ結は、見方を変えると、奥深い考え方であることに気がつきます。**体で何が起こっているのか、という原因論ではなく、強いはみ出し型のゆがみであるととらえると、認知症の陽性症状や、自閉症や身体表現性障害（転換性障害）などの疾患も、肝気うっ結の延長として考えることができます。**実際そのように仮定し治療を行うと、意外に変化がみられます。

そのため私はこれらを便宜上、「肝気うっ結の亜型」と考えています。亜型とは、「類す

「頭の中がまとまらない」かすんだ状態を肝気うっ結亜型と考えます

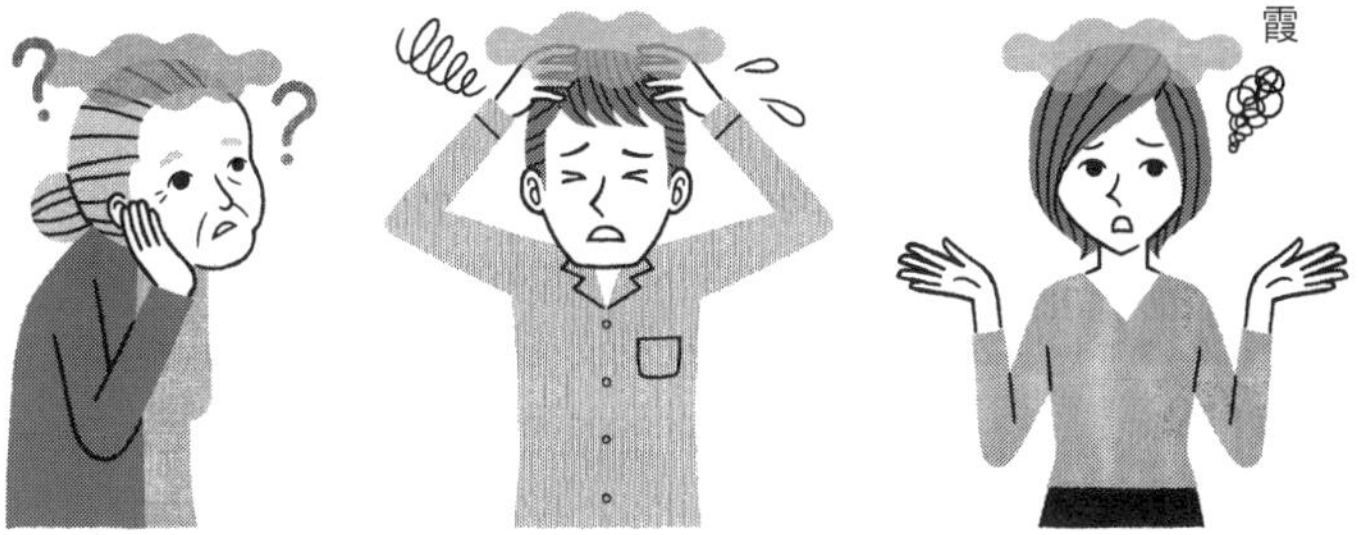

認知症（陽性症状）
レビー小体型認知症

身体表現性障害
転換性障害

自閉症スペクトラム
注意欠如多動性障害

る、それに近い」という意味です。
また、柴胡という精神安定の生薬を用いるため、そう考えておくと、辻褄があうということでもあります。

日常的な臨床の場で気がついた「肝気うっ結の亜型」の例をあげてみます。

1 肝気うっ結❷ 自閉症の傾向で適応できない

怒りだすと止まらず、頭の中もすっきりしないようです（自閉症）

大柴胡湯《だいさいことう》エキス

J子ちゃん（10歳）のお母さまの話です。

「この子は小さい頃から、怒りだすとおさまらない子でした。どうしてうちの子は、こんなに癇《かん》の虫が強いのだろうと思ったこともあります。

小学校に入ってからは、決められたルートを通らずに登下校し、交通事故にあいそびれて注意されたこともあります。この子が突飛な行動をしてしまうため、『J子ちゃんにはついていけない』と、お友達からいわれたこともありました。

学校から帰ってきて、「今日何があったの」と聞いても、順序立てて話をすることが苦手です。頭の中がすっきりしていないようです。

小児科で相談したら、自閉症の傾向があると伝えられました。しばらく通院しながら、様子をみることになっていますが、心配でこちらにもうかがいました」

外来では、J子ちゃんのお母さまの心配話がつきません。小児科の先生から自閉症といわれたのですから、それも無理のないことです。

J子ちゃんは体力的には元気な少女だったので、大柴胡湯《だいさいことう》エキスを1日2回から処方しました。**この薬は、気を安定させる生薬がたくさん入っているため、飲んでいると頭の中がすっきりします。**

それでも腹立ちがおさまらないときは、大柴胡湯を増やして飲んでいただいたり、抑肝《よくかん》散《さん》エキスを少し追加して、効果を上げる工夫をしました。抑肝散は、J子ちゃんのような癇の強い子供によく用います。それらのお薬を飲んでいると、調子はよさそうです。

自閉症や発達障害には、性質の異なるタイプがあります。幼少期から学習能力に課題がある子供さんがいる一方で、学力には問題がない子供さんもいます。前者は、最近では早い時期から治療が行われることが多いのですが、後者は診断がつきにくいため、社会に出てはじめて、適応できない悩みを抱えることになります。指導される先生方も、そういう子供さんを管理しきれない葛藤に、もがいているようです。

現在、この分野の成人患者を診る専門医が少ないことが問題になっています。そのため漢方の領域でも相談を受けることが多くなっています。

2 肝気うっ結❷自閉症による頭の中の混とん
朝からの出来事について、順序だてて話ができません（自閉症）

大柴胡湯《だいさいことう》エキス 合 芍薬甘草湯《しゃくやくかんぞうとう》エキス

Y君（12歳）は、遠方からおいでになります。目を合わせることも苦手で、そわそわしています。

Y君は、小さいころから総合病院の小児神経科にかよっていたのですが、お世話になっていた先生が転勤してしまい、今は別の先生が診ています。でも、「はいはいはい、それでは次の外来は……」とちょっと紋切り型の診察だったので、お母様は、違う病院に移ることも考えられたようです。そのきっかけに当院においでになりました。

診察では、緊張しているせいか、表情に硬さが感じられます。お腹の診察をしようと手を触れると、やけにくすぐったがって、触らせてもらえません。

問診では、これまでの出来事を順番に説明できないことがわかりました。

Y君にも大柴胡湯《だいさいことう》エキスを処方しました。エキス剤は煎じ薬と比べるとどうしても効果が弱いため、芍薬甘草湯《しゃくやくかんぞうとう》エキスを足しています。**この同系統の薬を足しあわせ、より強力に頭の霞をはらします。**

本当は、煎じ薬で観察するほうがよいのですが、お住まいが遠方なので、頻回に来院できない都合からやめています。それでも数か月たつと、変化がみられるようになりました。

以前は、目を合わせることが苦手でしたが、だんだんこちらを向いてくれるようになっています。そして「朝起きて、ご飯を食べて、歯を磨いて、庭に出て……」と過ごした経過を順に説明できるようになってきました。

お薬をずっと続けていますが、隣に座って話を聞いていても、「今日はここまで車でやってこれた」など、少し話の内容に膨らみがみられるようになりました。もちろんご両親や学校の先生方も援助され、一日の生活の手順について、くり返しトレーニングを受けているのでしょう。

Y君には、しばらくこの薬の組み合わせを試しています。

3

肝気うっ結❷強いこだわりをもつタイプ、興味が次々変わるタイプ

自閉症スペクトラム（アスペルガー症候群）注意欠如多動性障害

抑肝散料加味《よくかんさんりょうかみ》

お二人の男女の患者さんです。

小さいころから、落ち着きにかけ、こだわりを持っています。家庭ではご家族に強い口調で言い放ってトラブルを起こしたこともあります。外来でも、こちらの話を遮り一方的に攻撃性の強い発言を行うなど、場をわきまえない雰囲気を示したこともあります。

これまで心療内科では、躁うつ病や境界性パーソナリティ障害として、いろいろ薬が試されてきたのですが、結局、発達障害という病名が一番しっくりくるようです。

当院では、そのお二人に、抑肝散料《よくかんさんりょう》を中心に組み立てて処方しています。私見ですが、中心生薬の柴胡《さいこ》、釣藤鈎《ちょうとうこう》に一定の効果を感じることが多く、今後の治療の糸口になりそうな気がしているからです。

それに、一人目の方は実証の体質で、ほてりの自律神経症状が目立つため、黄連解毒湯《おうれんげどくとう》加石膏《かせっこう》を、もう一人の方は、冷え性の体質のため、附子瀉心湯《ぶししゃしんとう》を合わせています。黄連解毒湯《おうれんげどくとう》も、附子瀉心湯《ぶししゃしんとう》も瀉心湯類に含まれるお薬で、実熱証《じつねつしょう》と虚寒証《きょかんしょう》の違いによって使い分けています。どちらの方にも頭の中のもやもや感に、瀉心湯類があうようです。

この方々は、他人と異なる特質や、ご自分の悶々としている感情についてきちんと説明でき、お薬についても「この薬では、頭の中のゴチャゴチャした気分が治まる。頭に血がのぼらず、物事に対処できる」「柴胡《さいこ》を増やすと、頭の霞が取れてスイッチが入ったようになる」「釣藤鈎《ちょうとうこう》という生薬を何グラムにしたほうが、順序だてて説明できる」「今度のお薬は、平面的な画像でも立体的に解釈できる」などと、効果を具体的に説明してくれます。また日記のような細かなメモも見せてくれます。

とても分析的な点には感心させられるのですが、ときに行き過ぎることもあり、それもこだわりの一つかもしれないと感じています。

しかし要望に応えるために、既製品のエキス剤ではなく、煎じ薬での対応を基本として、できるだけ症状に合わせたお薬を組み立てるようにしています。

さて発達障害は、精神科の領域では、自閉症スペクトラム障害と注意欠如多動性障害に分けられています。

内科医からすると、自閉症スペクトラム障害は、一つのことに執拗にこだわってしまう集中型、注意欠如多動性障害は、興味が次々と移動する、落ち着きと集中力を欠く散漫型の疾患のように思えます。どちらも社会性を欠いていることが多く、理解のある方にめぐりあわないと、コミュニケーションそのものが難しいこともあります。

発達障害の定義にこだわると、どちらに入るのか仕分けに終始してしまいそうですが、本人の関心領域が狭く、全体をとらえることが苦手であるというとらえ方をすると、どちらも、似ている部分が多いように思えます。

また別の精神疾患でも同様の症状を呈することがあるため、過剰診断されていることも多く、誤解されることも少なくないようです。

心療内科で診断を受けてから、当院に来られる方々の話をうかがうと、

＊頭の中はゴチャゴチャして、霞がかかっている感じがする
＊頭に熱があって、蒸気を放つようなスカッとしない状態
＊雑音というか、雑念があって、ソワソワせわしない
＊四次元のように曲がっている感じ
＊感覚過敏のため、五感の感度が増す
＊イライラするような、言葉にはできない感情

と混沌とした頭の中を表現されます。原因が脳の障害によるものか、まだよくわかってい

ないため、完治は難しいかもしれません。それでも漢方薬にこだわって使っていると、それなりにシャキッとしてきます。もちろん決まった量を投与し続けるというより、様子を見ながら加減することが肝要です。

4

肝気うっ結❷　人とのストレスで体に異変が

声が出ません、立ち上がれません（転換性障害、身体表現性障害）

四逆散料《しぎゃくさんりょう》、
柴胡桂枝湯《さいこけいしとう》

36歳の女性です。

「いつからか声の出が悪くなりました。総合病院の耳鼻咽喉科で、のどのチェックもしてもらいましたが、特に問題ないといわました。

これまで電車に乗っていたとき、意識が飛ぶ感じから立ちあがれなくなってしまったことがあります。職場健診で貧血を指摘されていたので、そのせいではないかと思い、内科も受診してみました。でも、たいしたことはないと診断されました。もちろん脳外科で受けた頭の検査でも異常はありませんでした。

心療内科で身体表現性障害かもしれないといわれ、こころにトラウマになる経験はないかと聞かれたのですが、自分ではよくわかりません」

Sさんは私が以前、非常勤勤務していた病院のスタッフです。しかし彼女とはあまりお話をしたことがなかったので、どのような性格（気質）の方かは存じ上げませんでした。彼女はいくつかの病院と科をまわられた後、別のスタッフから当院の漢方を勧められ、訪ねてきてくださいました。

子供のころから就職されるまでのこと、現在の職場でのことを差し障りなくうかがってみたのですが、心のゆがみについては聞き出せませんでした。

そこでお付き添いとして一緒に来ていただいた病院事務部の方に、日ごろの様子をそれとなく聞いてみたのですが、普段は結構おとなしいこと、まじめで優等生タイプであるということくらいで、それ以上の情報はつかめませんでした。

診せていただいたお腹、脇下に張りがみられます。**こころの緊張の強い方は、おなかの筋肉にこわばりがみられます。これから肝気うっ結と考え、四逆散料《しぎゃくさんりょう》から投与してみました。**

そして何回か通院の後、四逆散《しぎゃくさん》から一ランク強度をさげた柴胡桂枝湯《さいこけいしとう》に変更しました。実は四逆散とはお腹の所見が似ているため、外来ではよく選択に迷いますが、**やせた虚証のイメージから、中期的に投与するなら、柴胡桂枝湯《さいこけいしとう》のほうが無難と考え直したためです。**脈もおとなしめに感じました。この病気は改善までに、どうしても時間が必要なのです。

半年ほど診ているうちに、声はだんだん出るようになってきました。立てなくなる症状も気にならなくなりました。

今は来院されなくなりましたが、病院の事務部さんから、きちんと通勤されていることを伺っています。

転換性障害は、対人関係の中で生まれたこころの葛藤が、体に転換されて起こる現象です。身体化や身体表現性障害といわれることもあります。

内科では、気がつくとすでに相談されていることの多い疾患なのですが、症状の程度はさまざまで動悸、過換気、機能性胃腸症、過敏性腸症状、神経性頻尿など、漫然と治療されていることもあります。

しかし、声が出なくなったり、立てなくなるなど麻痺に似た症状が出たり、触っている感覚が遠のいてしまう場合もあります。大げさな演技をしているように思えたり、詐病と疑われたり、本人の甘えといわれたり、いくつかのケースがありますが、本人は深刻かもしれません。

生活に支障がでるため、内科、脳外科、心療内科などを受診されるようです。病気が潜んでいるのか探ることも大切なので、一通り検査を受けることになります。

治療は医療者も、目先の症状に目が行ってしまい、のどの、足の……と局所の症状について多剤投与されてしまいがちです。これは心療内科でも同じような傾向があり、抗うつ薬、抗不安薬が重ねられてしまう様子も聞かれます。本質はじれったいのですが、こころの変化、成長を待つべく経過観察することです。

転換性障害、身体表現性障害

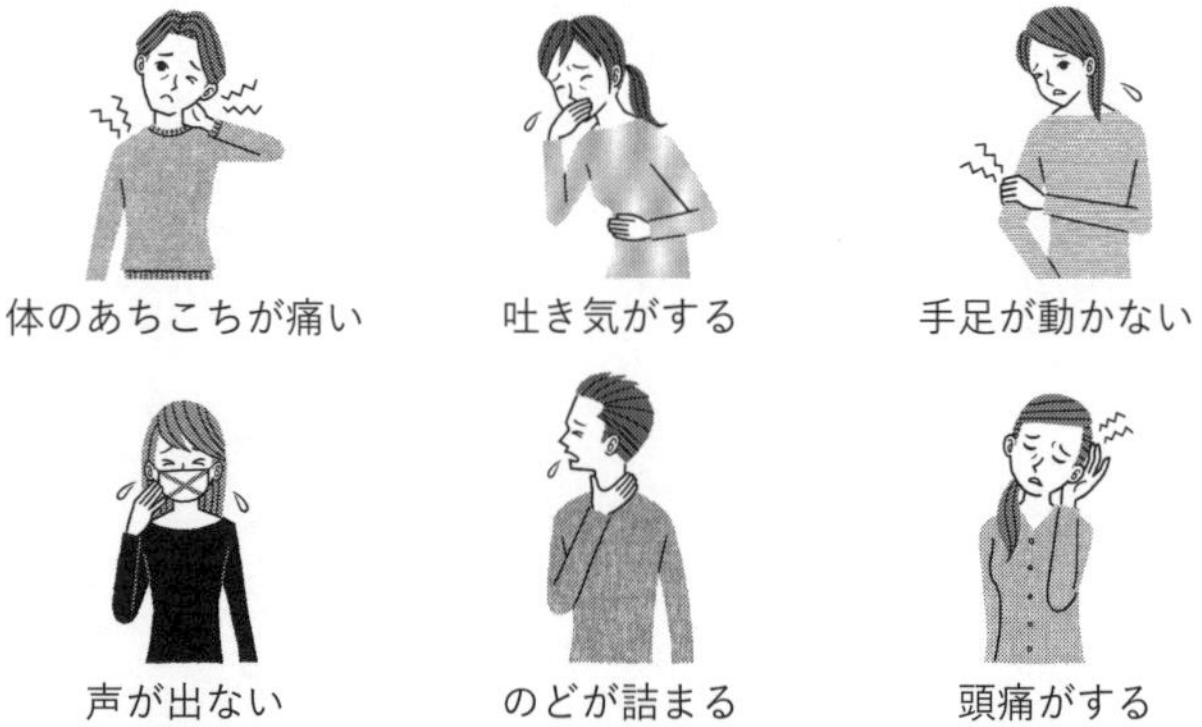
体のあちこちが痛い
吐き気がする
手足が動かない
声が出ない
のどが詰まる
頭痛がする

■どこも悪くないのに、体の色々な場所に症状がでてしまうのが特徴です
■ストレスや葛藤を、身体症状として転換してしまいます（ヒステリー）

原因は明確ではありませんが、こころの葛藤や性格・気質によるといわれています。ただ、生育歴、生活歴のどこに問題があったのかはわからないことも多く、本人もあまり覚えていないこともあります。過度にゆがみやすい気質としてとらえ、見守ることです。治療に必要なのは、安心のできる心配りや環境の調整といえます。

ところで私はこれを、肝気うっ結の一つとして、柴胡を含む疎肝解うつ剤に他の気剤をあわせて様子をみています。これらは、こころの安定剤でもあり、ストレス抑制薬です。抗うつ薬や抗不安薬より、頭のほうから安心できるふわふわしたマントを着せてあげるようなお薬です。エキス剤でもよいのですが、お薬を家族のどなたかに作ってもらえる状況なら、煎じ薬の方が治療の土俵にあがっているような気がします。

頭に湯気がのぼるくらい腹立つあなたは「気逆《きぎゃく》」かもしれません

強い気のゆがみのうち、最上級の変化が「気逆《きぎゃく》」です。これは「気」が体の上方に逆流している状態で、上衝《じょうしょう》といいます。カッカカッカと顔や頭に血がのぼり、まるで沸騰したやかんです。

女性の更年期障害にみるホットフラッシュでは、顔を赤らめ、汗が下に垂れ落ちる姿をみます。

また「こんなもの、うまくねえ」「こんな薬、聞かねえ」と火山噴火のような感情発作をきたす人もいますが、これも該当します。主な症状は次のようなものです。

＊のぼせ
＊異常発汗（ホットフラッシュ）

気逆《きぎゃく》の症状

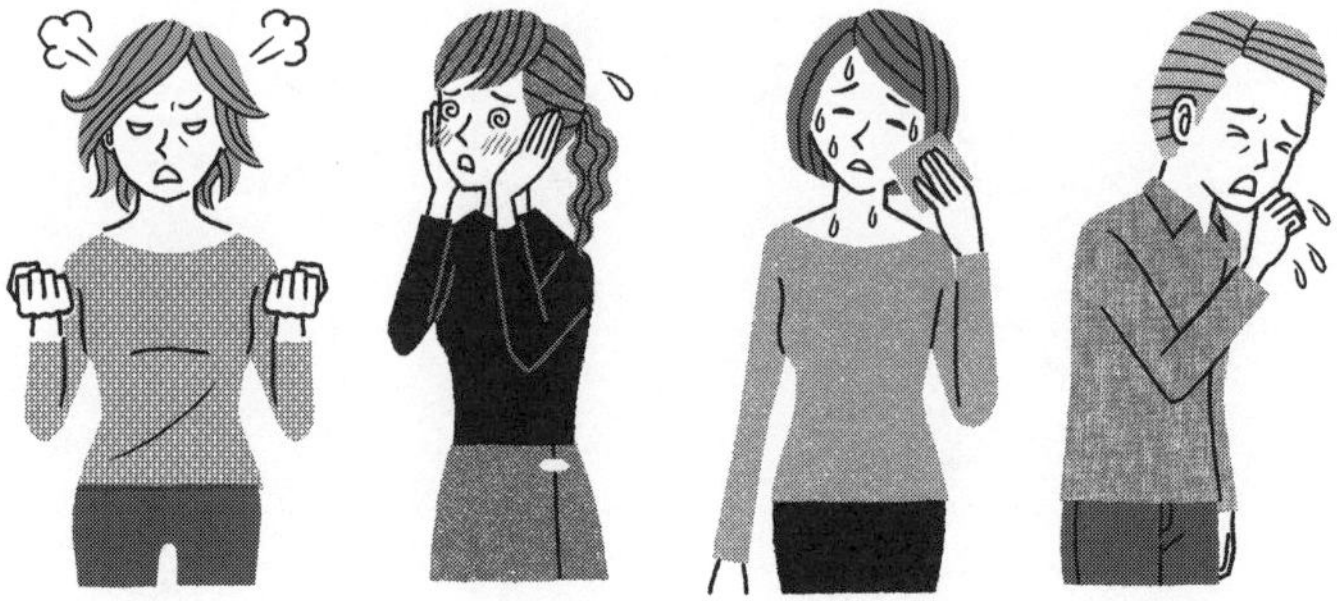

＊動悸
＊咳発作
＊激高（物を投げつける、あたりを蹴飛ばす、ひどく大騒ぎする）

このような方々は、症状も最上級ですが、その分悩みも深遠です。当院においでになられた方々の治療例をここにあげてみましょう。

1

気逆❶パニック障害と診断された方

喘息？　胸が息苦しいです（パニック障害）

黄連《おうれん》解《げ》毒湯《どくとう》エキス、（煎じ薬）四《し》逆《ぎゃく》散《さん》料《りょう》加《か》味《み》

「小さいころから気管支喘息があります。以前はきちんと治療に通っていましたが、大人になってからは症状が出たときしか薬を使っていません。そのためか、何度か息苦しい大発作を経験しました。

いまは症状がないとはいえ、またあの苦しい発作がやってくるのか、喘息は結局治らないのかと考えると、不安ばかりが強くなり、気持ちが晴れません。

ある日、また呼吸が苦しくなってしまいました。いつもにも増して、胸のドキドキが止まりません。そのうちクラクラしてしまい、救急車で総合病院に運ばれました。

そこで点滴をしてもらいましたが、『聴診器を当てても喘息の音は聞こえない』といわれました。救急の先生から一度心療内科にかかるようにすすめられ、その日は帰宅しました。私の症状は、喘息ではないのでしょうか。

その後心療内科を受診したところ、パニック障害と診断され、抗うつ薬と抗不安薬が数種類処方されました。自分としては抗うつ薬は吐き気が強いため、なるべく飲みたくありません。漢方薬だったらそんなに副作用がないのでは、と思って来院しました」

気管支喘息の発症には、こころの問題がからむことがあります。そのため、息苦しさがあるときには、これは喘息発作なのか、パニック障害なのか見分けることになります。

Fさんは何か不安があると、すぐにドキドキがはじまり、とても神経質になってしまいます。またあのときの発作が起こるのではないかと思うそうです。本当は友人と外出したいのに、パニック中の自分の姿を見られたくないという思いもあり、うちに閉じこもるようになりました。

当院では、中期的な視点から、漢方薬でパニック障害を治療することにしました。パニック障害は、非発作期と発作期の治療を分けておこうと思い、非発作期は、はじめから煎じ薬での対応を考えました。

煎じ薬は四逆散料《しぎゃくさんりょう》加《か》小麦大棗《しょうばくたいそう》という煎じ薬を処方しました。

四逆散料は、こころの安定薬です。イライラや発作的に起こる強い症状を落ち着かせる効果があります。また、パニック発作に使用することが多い甘麦大棗湯《かんばくたいそうとう》を、この方に応用してみました。甘麦大棗湯は、甘草《かんぞう》と小麦《しょうばく》と大棗《たいそう》の三つの生薬で構成した漢方薬ですが、四逆散《しぎゃくさん》にすでに甘草が含まれていますので、大棗《たいそう》と小麦《しょうばく》だけを足しています。

発作期は、不安だけが空回りし、自律神経の嵐に巻き込まれますので、そうなったときに、速やかに効果が得られるよう、黄連解毒湯《おうれんげどくとう》エキスを持っているように勧めました。**黄連解毒湯《おうれんげどくとう》は、のぼせたり、発作のような症状が起こる「気逆」へのお薬で、これを瀉《しゃ》心湯類《しんとうるい》といいます。**

「この漢方の煎じ薬を飲んだら、気分がさわやかになりました。すごくよく効いて、驚きました」というFさんの感想があったので、しばらく継続していただくことにしました。

その後半年ほど通っていただきましたが、発作が起こりそうになると黄連解毒湯エキスを口に含むそうです。

その後、調子もよくなったということで、当院には足が遠のいていました。

ところが、つい最近、Ｆさんが再来院されたのです。

「じつはあれから、漢方薬が処方できるという心療内科を自宅の近くにみつけたので、そちらでお薬を処方してもらっていました。ところがやっぱり抗うつ薬や抗不安薬が増えてしまいます。漢方薬も数種類エキス剤を出してもらったのですが、エキス剤では十分効果を感じられないのです」

そういうことで、当院に戻って来られ、今煎じ薬を再開したところです。煎じ薬を飲むと、電車の中でも、混んでいる診察室でも、じっと座っていられるそうです。またパニックになりそうなときでも、「待て、待て……」とブレーキをかけられるようです。

予期不安を自分でコントロールできたという、成功体験のつみ重ねも大切であると、見守っている最中です。

さてパニック障害の原因をひもといてみると、いくつかの要因が重なっていることが多

パニック障害の要因と症状

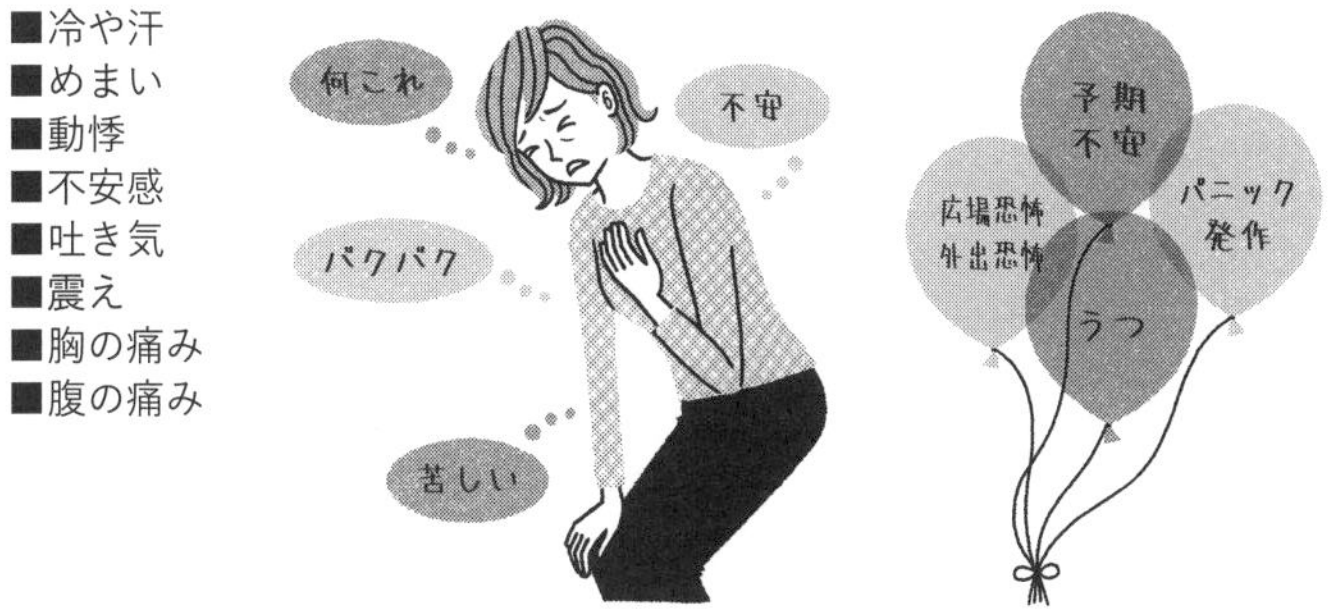
■冷や汗
■めまい
■動悸
■不安感
■吐き気
■震え
■胸の痛み
■腹の痛み
何これ
不安
バクバク
苦しい
予期不安
広場恐怖
外出恐怖
パニック発作
うつ

パニック障害は、いくつかの要因が重なり生じます

いものです。それは、

＊また発作が起こるのではないかという不安（予期不安）

＊広場や狭いところに自分が置かれることへの恐怖

＊人前でパニックの姿をさらしてしまうことに対する羞恥の気持ち

＊過去のトラウマ体験が頭の中で回顧するストレス反応（フラッシュバック）

＊もう治らないと思い込む抑うつ気分

＊臨機応変に対応できないことへの虚無感

どの要素が強いのかは、個人によって異なるので、問診が大切になります。したがって、漢方では気逆、肝気うっ結、気うつ、気虚のすべてが関わる話とし

て慎重に観察します。どの症状を優先させて対応していくかは、ケースバイケースです。実際、瀉心湯類や承気湯類以外にも、四逆散類、安神剤や理気剤を中心にコントロールすることもあります。

2

気逆❶ 肝気うっ結と間違いやすいが気逆だったケース

動悸、のぼせ、発汗、おなかにガスがたまります

（煎じ薬）半夏瀉心湯《はんげしゃしんとう》

55歳の女性です。

「お腹にガスがたまるのが一番つらいです。胃腸は冷たいものを飲むと調子が悪くなります。消化器科ではお決まりの内視鏡検査も受けたことがありますが、目新しい原因が見あたらないと『具合が悪くなったら、また来てください』といわれるだけ。整腸剤などが処方されましたが、あまり効果を実感できません。

一度下痢がひどくなったことがあり、そのとき飲んだ半夏瀉心湯エキスで、お腹がよくなったことがありました。それ以来『やっぱり漢方薬ってすごい』と思っています。お腹以外には、動悸を感じることがあります。これが高じてくるとのぼせとひどい汗になってしまいます。もっとひどくなると頭の中に砂嵐が舞っているような感覚になります」

この方は漢方の愛好家です。ご自身でもいろいろ勉強されているので、漢方薬や生薬については結構な知識をお持ちです。そのような方のお薬選びですから、こちらも大変です。それにストレス性の変化ですから、お腹の筋肉にはこわばりがあります。更年期の世代でもあり、肝気うっ結と考えていました。お腹の所見も見合うものです。でも加味逍遙散料《かみしょうようさんりょう》、抑肝散料《よくかんさんりょう》などの四逆散類《しぎゃくさんるい》を飲んでいただいたのですが、「以前はイライラが強かったが、少しよくなってきた」と話される程度です。生活の中で生じる苛立ちと、それに伴って起こる体の変調はやっぱり残っているようなのです。

そこでご本人と相談し、以前効果を実感したという半夏瀉心湯《はんげしゃしんとう》に変えてみたところ、当院では煎じ薬でしたが、効果てきめんでした。今のところ、このお薬を飲んでいると頭からお腹の症状が緩和するようです。

さてストレス、女性更年期となると、どうしても加味逍遙散《かみしょうようさん》などが思いつきます。でも点と点で結ぶように、病名とお薬を短絡的にくっつけていけないのは、このような方がいらっしゃるためです。

お腹の所見は、柴胡《さいこ》を含む四逆散類《しぎゃくさんるい》と半夏瀉心湯《はんげしゃしんとう》では実に似ていて、ゆがみの度合いが複雑になるほど、両者の特徴が重なってきます。明治時代の医書にも「両者は間違えやすいから注意すべし」と書かれてあるくらいです。

改めて考え直すと、お腹の症状で悩んでいた方が、体の上方に付き上げる気逆の症状で困ったときは、瀉心湯類が合うのです。脈も少し違います。**半夏瀉心湯《はんげしゃしんとう》は黄連解毒湯《おうれんげどくとう》の弟分のお薬で、これも瀉心湯類《しゃしんとうるい》ですので、使い方も似ています。ただ半夏瀉心湯の方が、お腹の症状に利かせる成分が含まれていることが特徴です。**

私はこの患者さんに教えられたような気がしています。

3

気逆❶ 精神科へ通院するお手伝い

妄想があります（統合失調症）

大承《だいじょう》気《き》湯《とう》エキス 合
黄連《おうれん》解《げ》毒湯《どくとう》エキス

Tさんははじめ風邪の症状で来院されました。その症状についてお話をうかがうのですが、返答はちょっとちぐはぐしていました。しかも言いたいことを一方的にお話しなさいます。

そのときはこのような方もいるかもしれないと、そのまま過ごしたのですが、後日血圧治療でかかりつけのご主人から、家庭での困った話を聞かさることになったのです。

家では、

「人から何か指示される」「電磁波が私の体に触れている」「前の先生が私の財布から五千円を盗みにやって来た」「採血されると、誰かに利用される」と話されていたそうです。

お話の様子から、統合失調症が考えられると伝え、精神科専門医を受診していただくことにしたのです。

精神科では確定的な診断を受け、お薬が処方されるようになったのですが、本人は「薬は飲みたくない、増やされたくない」といわれます。しかしこの疾患は治療によって、状態が左右されるため、精神科への通院は必要であると説明しました。その約束のもとで当院では漢方薬にてお手伝いをすることになりました。

漢方治療は、エキス剤の利便性を考えて、大承気湯《だいじょうきとう》に黄連解毒湯《おうれんげどくとう》を投与してみました。煎じ薬は、家族のお手伝いがないと、なかなか継続できないからです。

大承気湯《だいじょうきとう》は、厚朴《こうぼく》、枳実《きじつ》、大黄《だいおう》という気剤の生薬が含まれ、それぞれ精神を安定させる作用があります。これは、承気湯類《じょうきとうるい》といい、強くかっとしたり、のぼせる「気逆」へのお薬です。中に含まれる大黄が経絡上で気の通りをよくします。特に発症間際に使用すると、きわめて強力に気を動かします。

黄連解毒湯《おうれんげどくとう》は、黄連《おうれん》、黄芩《おうごん》という生薬が含まれ、この方のように妄想におちいった頭の霞を晴らすために用いられます。

しばらくすると、診察室で、目を見ながらお話ができるようになりました。多少会話にはちぐはぐしたところも残りますが、以前のような一方的な話しぶりではありません。

大承気湯は短い期間だけでよさそうでしたので、そちらはもうやめて、黄連解毒湯だけで維持しています。

第4章

四つの気の変調に効く漢方薬

前章にあげたように、四つの気の変調はこころのゆがみであり、治療を必要とします。漢方ではそれらに対応できるよう、お薬が用意されています。治療の原則は以下の通りです。

(1) 気虚　→ 足りない気を補う補気剤《ほきざい》
(2) 気うつ　→ 気をめぐらせる理気剤《りきざい》、安神剤《あんしんざい》
(3) 肝気うっ結　→ イライラ気分を抑える疎肝解《そかんげ》(かい)うつ剤
(4) 気逆　→ 熱気を冷ます瀉心湯類《しゃしんとうるい》、承気湯類《じょうきとうるい》

それぞれの位置づけと中心となる生薬は図の通りですが、この章では、もう少し掘り下げて説明してみます。

気の変調と治療に用いる気剤

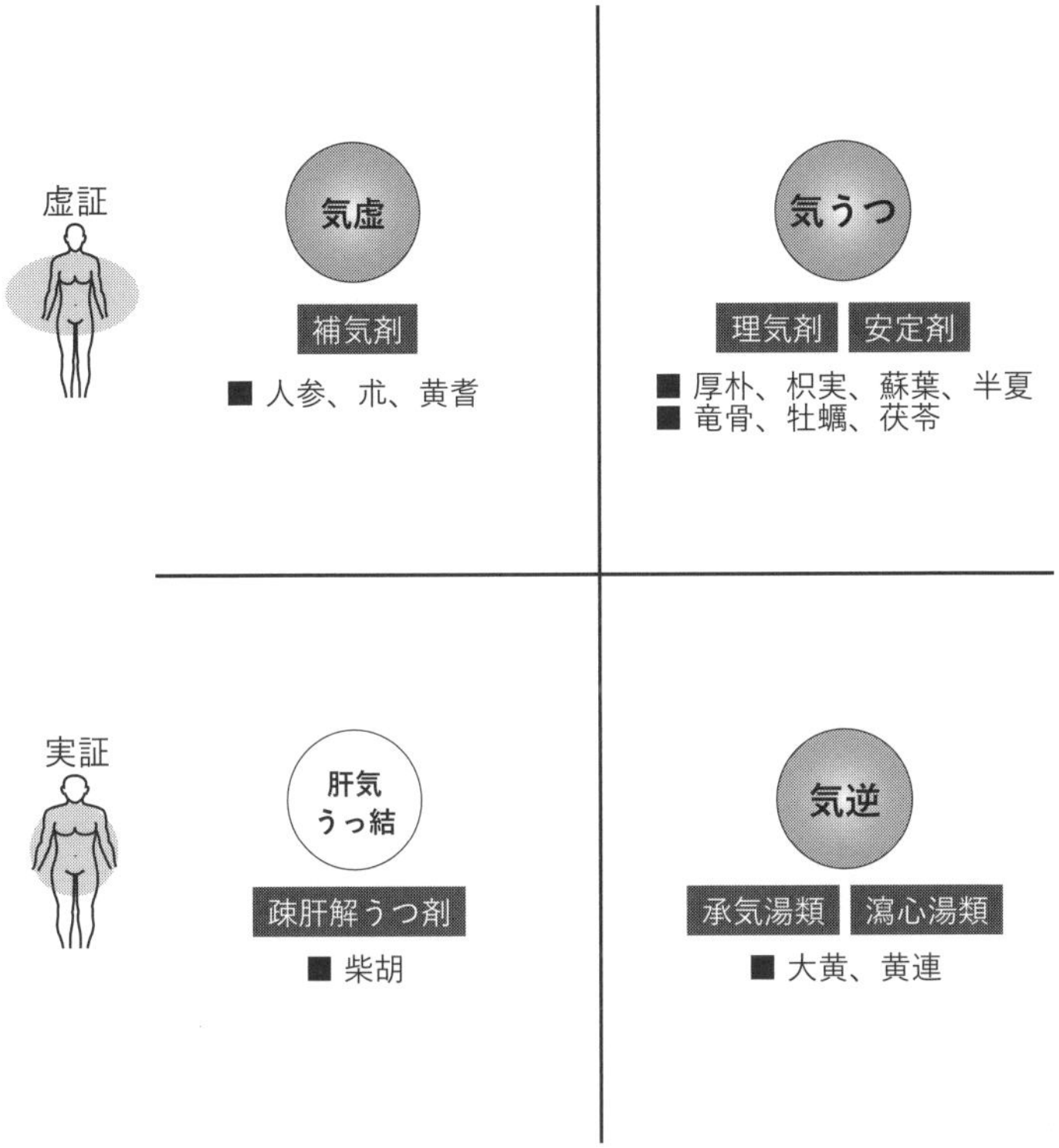

足りない気を補う：補気剤《ほきざい》

気が足りなくなると、元気が無くなります。食べる気力も失せて、げんなりしてきます。食べると眠くなる方もいらっしゃいますが、それは胃腸に元気がなく食事でさえ負担になっている気虚のためです。

そんなとき漢方では、胃腸を立て直し、食べられるように配慮します。この働きを補気といい、使われるお薬を「補気剤《ほきざい》」といいます。

◎補気剤の必要とする人は、このようなタイプです。

　気力がなえて、元気のない人

　食べられない人

　食べ過ぎると、もたれる人

補気剤《ほきざい》の発展

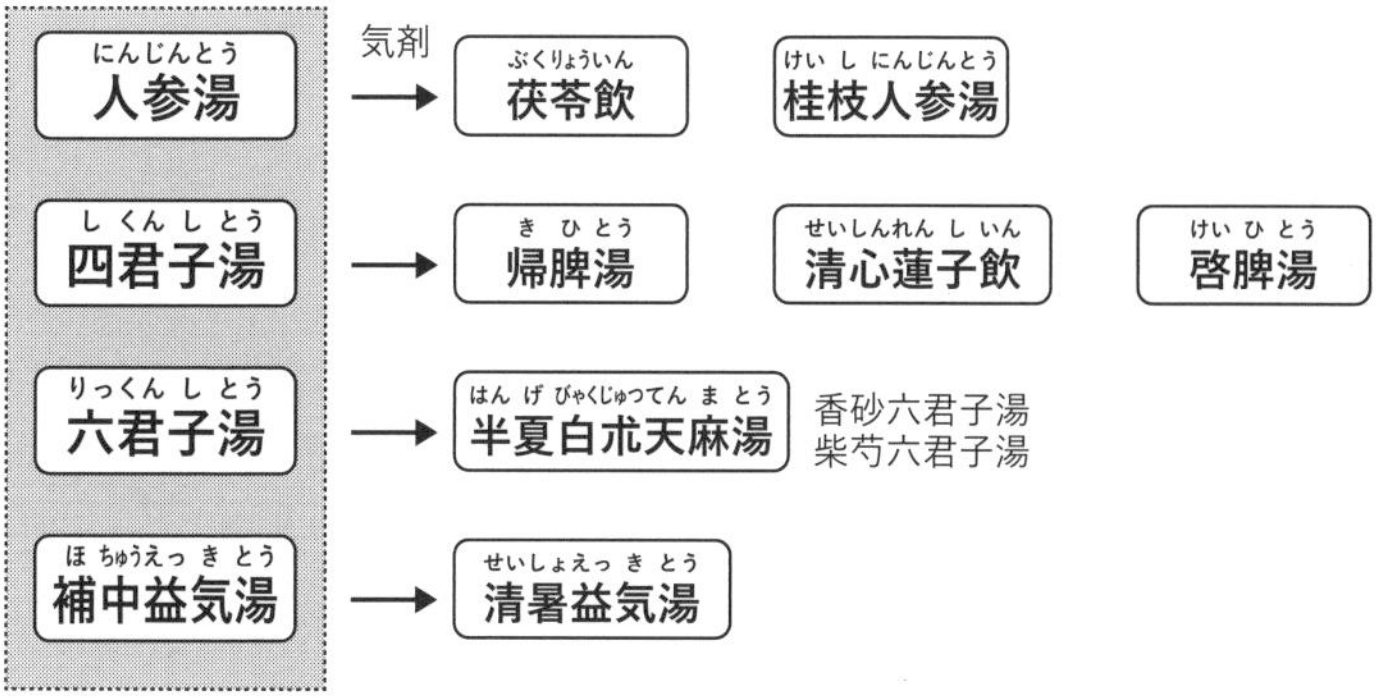

胃腸を改善させるために気剤を混ぜて変化します

補気のお薬は、生薬の人参が主体となって構成されるので、人参湯類ともいいます。人参湯類は、元気の足りない方の底力をつけるお薬です。胃の調子が悪いと、みぞおちがきゅっともたれることもありますが、それも解消します。

現代でも「食べられるようにすることが、治療の本質」と考えられていますが、実はかなり古い時代から着目されていたことに驚きます。

これは戦争と飢饉がくり返された古い中国で、衰えた気力と体力を回復させるお薬として発展してきました。前著『「冷え症を治す！（現代書林刊）」』で、四つの人参湯類を紹介しましたが、これは気剤が組み込まれて、胃腸を丈夫にするお薬へと発展しています。

気をめぐらせる：理気剤《りきざい》、安神剤《あんしんざい》

気は全身の経絡《けいらく》をめぐり、身体各所にエネルギーを配ります。そのため、常に動かせておくことが大切となります。この作用を、理気といいます。

これには「気」をめぐらせることを意図とした「理気剤」と、おどおどした不安を一緒に解決させる「安神剤」があります。両方とも「気うつ」のお薬です。

◎理気剤の必要な人

不安な人

沈んでいる人

◎安神剤の必要な人

あたふた焦っている人

ドキドキしている人

おどおど、びくびくしている人

理気剤は、自律神経失調を治すための基本薬であり、半夏厚朴湯《はんげこうぼくとう》と香蘇散《こうそさん》があります。半夏厚朴湯は、気剤の基本薬とされていますが、誰に用いても大丈夫というものではなく、やや実証の方に向いています。逆に虚証の方に用いると、げんなりしてしまいます。

虚証の方には、おだやかな香蘇散がお勧めです。この薬は風邪薬でもありますが、昔の人も「風邪をひくと体力が落ち、気力も低下する」ことに気がついていて、これを応用したのでしょう。自律神経症状は、胃にも及びやすいため、胃腸薬へも発展しています。

また安神剤は、読んで字のごとく、こころの安心をみちびくお薬です。中に竜骨《りゅうこつ》、牡蠣《ぼれい》という動物性の生薬が含まれています。

漢方薬の材料は、ほとんどが植物の「草根木皮」が用いられますが、いくつか動物の成分も使われています。江戸時代では、昆虫の成分も利用されていました。しかし現代の日本では、衛生面や含有成分の割合にきびしい基準があるため、用いられるものは限られています。

イライラ気分を抑える：疏肝解《そかんかい(げ)》うつ剤

イライラが特徴の肝気うっ結を調節するお薬を「疏肝解《そかんかい(げ)》うつ剤」といいます。これには生薬の柴胡が含まれています。

◎疏肝解うつ剤の必要な人はこのようなタイプです。

イライラしている人

発作的に怒るような人

うじうじいう人

なかでも四逆散《しぎゃくさん》は、漢方薬の中でも際立った精神安定作用を発揮します。これは芍薬甘《しゃくやくかん》草湯《ぞうとう》というお薬から発展しています。

芍薬《しゃくやく》と甘草《かんぞう》という生薬が合わさると筋肉のこわばりを解く作用が発揮されるので、芍薬《しゃくやく》

理気剤《りきざい》の発展

気剤の基本

半夏厚朴湯《はんげこうぼくとう》 ⟷ **香蘇散《こうそさん》**

半夏、茯苓、厚朴、蘇葉

香附子、陳皮、蘇葉

↓

実証

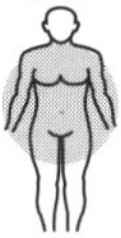

小半夏加茯苓湯《しょうはんげかぶくりょうとう》

半夏、茯苓

平胃散《へいいさん》

厚朴、陳皮

虚証

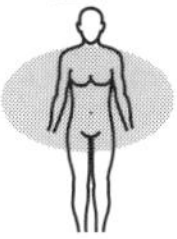

気剤から胃腸薬を発展させています

安神剤《あんしんざい》の発展

（柴胡）竜骨、牡蠣、茯苓

柴胡加竜骨牡蛎湯《さいこかりゅうこつぼれいとう》 → **柴胡桂枝乾姜湯《さいこけいしかんきょうとう》** → **桂枝加竜骨牡蛎湯《けいしかりゅうこつぼれいとう》**

（柴胡）竜骨、牡蠣、茯苓

（柴胡）牡蠣

竜骨、牡蠣

→ **竜骨湯《りゅうこつとう》**

竜骨、牡蠣、茯苓

実証

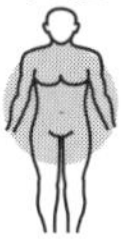

虚証

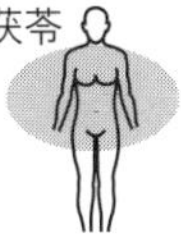

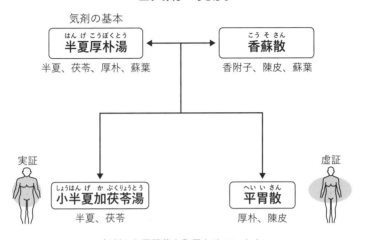

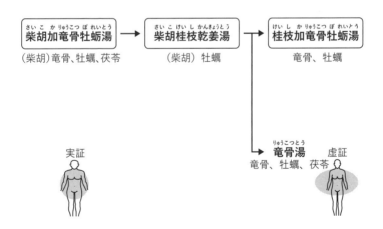

甘草湯《かんぞうとう》は、足のこむら返り（けいれん）のお薬として有名です。でも筋肉だけではなく、こころのこわばりも開放する働きもありそうです。

そしてこれに、柴胡《さいこ》と枳実《きじつ》という気をおだやかにさせる生薬でくるんでいるのが四逆散です。例えるなら、ハンバーガーのお肉や野菜の部分が芍薬《しゃくやく》、甘草《かんぞう》で、それを挟み込む上下のパンが柴胡《さいこ》、枳実《きじつ》です。四逆散は感情が発散されず、うっ積したストレスを改善させる漢方の抗不安薬です。

その四逆散《しぎゃくさん》から、体力の有無や、用途によって変化させたお薬を四逆散類といいます。その中でとくに作用の強いお薬が大柴胡湯です。体力があふれる方や、症状の目立つ方に用いられます。

一方体力のない方や高齢の方には弱い抑肝散《よくかんさん》が、更年期や生理前の女性には加味逍遙散が用いられます。前述した抑肝散の同系統薬とは、これらのお薬のことを指しています。

これらはみな兄弟薬であり、神経の高ぶりを抑え、こころのこわばりを和らげるために用いられます。

疎《そ》肝解《かんかい(げ)》うつ剤　四逆散の成り立ち

骨格　芍薬甘草湯《しゃくやくかんぞうとう》
芍薬　甘草

こわばりを抑える作用

↓

四逆散《しぎゃくさん》

柴胡《さいこ》　芍薬《しゃくやく》　甘草《かんぞう》　枳実《きじつ》

四逆散は感情が発散されず、うっ積したストレスを改善させる
「**漢方の抗不安薬**」といえます

四逆散類の発展

柴胡

四逆散《しぎゃくさん》 → 大柴胡湯《だいさいことう》（枳実、大黄）

四逆散《しぎゃくさん》 → 柴胡桂枝湯《さいこけいしとう》

四逆散《しぎゃくさん》 → 解労散

四逆散《しぎゃくさん》 → 逍遥散《しょうようさん》

逍遥散《しょうようさん》 → 加味逍遥散《かみしょうようさん》

逍遥散《しょうようさん》 → 滋陰至宝湯

逍遥散《しょうようさん》 → 抑肝散《よくかんさん》

抑肝散《よくかんさん》 → 抑肝散加《よくかんさんか》陳皮半夏《ちんぴはんげ》

実証

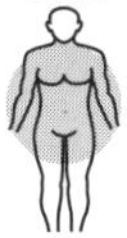

虚証

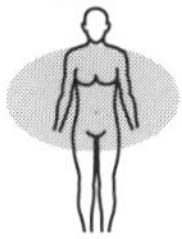

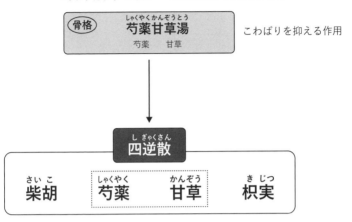

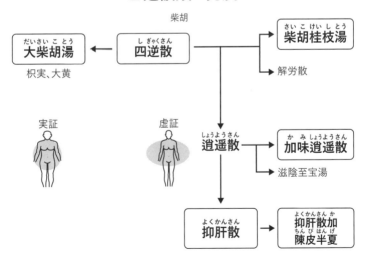

熱気を冷ます、気を下す：瀉心湯類《しゃしんとうるい》、承気湯類《じょうきとうるい》

気はコントロールを失うと、やがて熱をもちはじめ、体の上方へ移動します。沸騰したやかんから蒸気が吹き、蓋をいっきに押し上げる動きと似ています。古代中国人はきっと、この姿を見立てたのでしょう。そのような**強い自律神経失調の「気逆」に用いられるお薬が、「瀉心湯類《しゃしんとうるい》」と「承気湯類《じょうきとうるい》」です。**

◎瀉心湯類や承気湯類の必要な人は、このようなタイプです。

かっと激高する人
パニックになるような人
のぼせて、顔が真っ赤になる人

気の上衝により、のぼせやほてりが生まれます。ひどいときは、ゆでだこ顔になって怒

りだします。

治療は、理気という簡単な処置ではラチがあかないので、強力に熱を冷まし、気を下方に移動させます。この作用を、瀉心（清熱）、承気といいます。

瀉心湯類《しゃしんとうるい》は、熱さまし薬で、頭の先からお腹のあたりまで対応できるようお薬が用意されています。頭に雲がかかってかすんでいるようなとき、訳がわからなくなっているようなときに、冷静にさせる作用があります。バケツで頭に水をかけるようなイメージです。そのため精神疾患の急性期に利用できます。ただし効果が強烈な分、胃の弱い虚証の方に投与するときは、慎重さが求められます。

また承気湯類《じょうきとうるい》は、生薬の大黄が中心となっているお薬です。この生薬は、全身の経絡を開く作用があるため、気が誤って逆行していても、上手に体の下方に導いて、便と一緒に排出します。体にとって余分なものは外に捨ててしまいましょう、ということです。膨張した気をスルッとガス抜きするようなものかもしれません。

慢性便秘の方に好まれるお薬ですが、単純な便通異常であれば、西洋医学の便秘薬で十分です。承気湯類は、それよりも奥深く、精神効能を期待して投与されます。

瀉心湯類《しゃしんとうるい》の発展

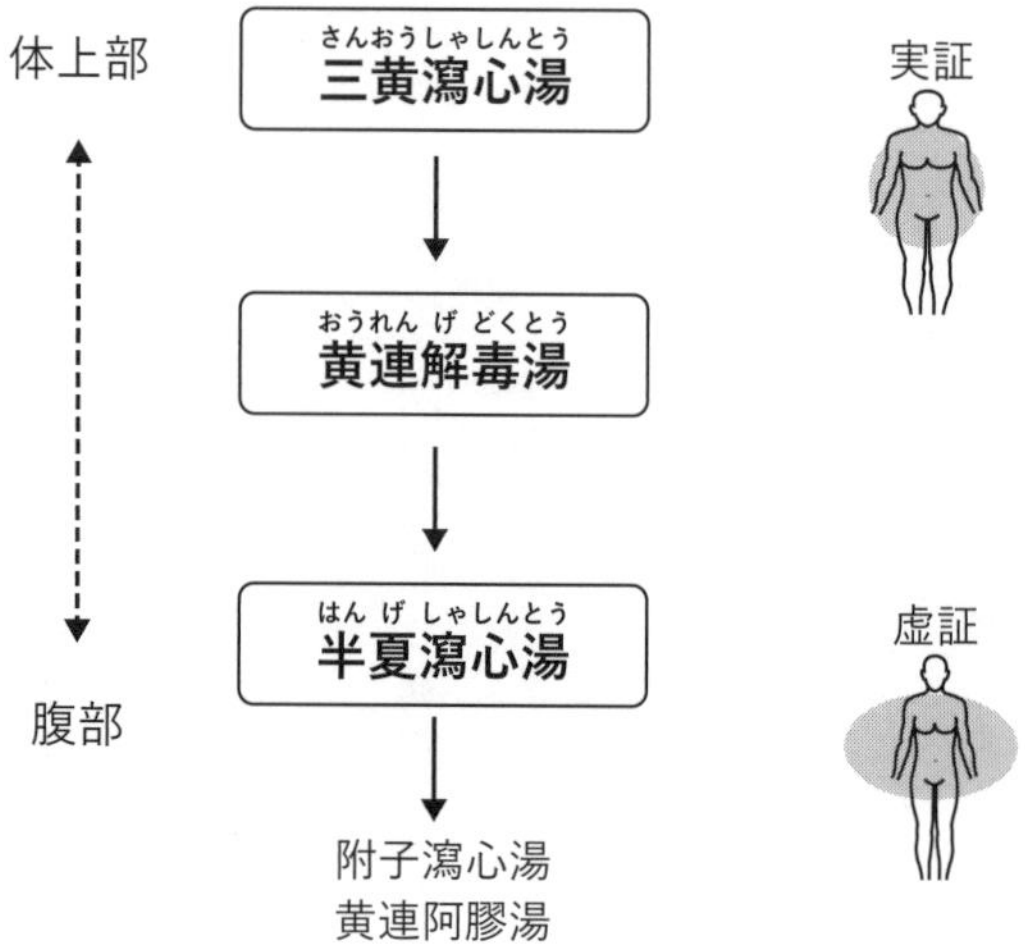

承気湯類《じょうきとうるい》の発展

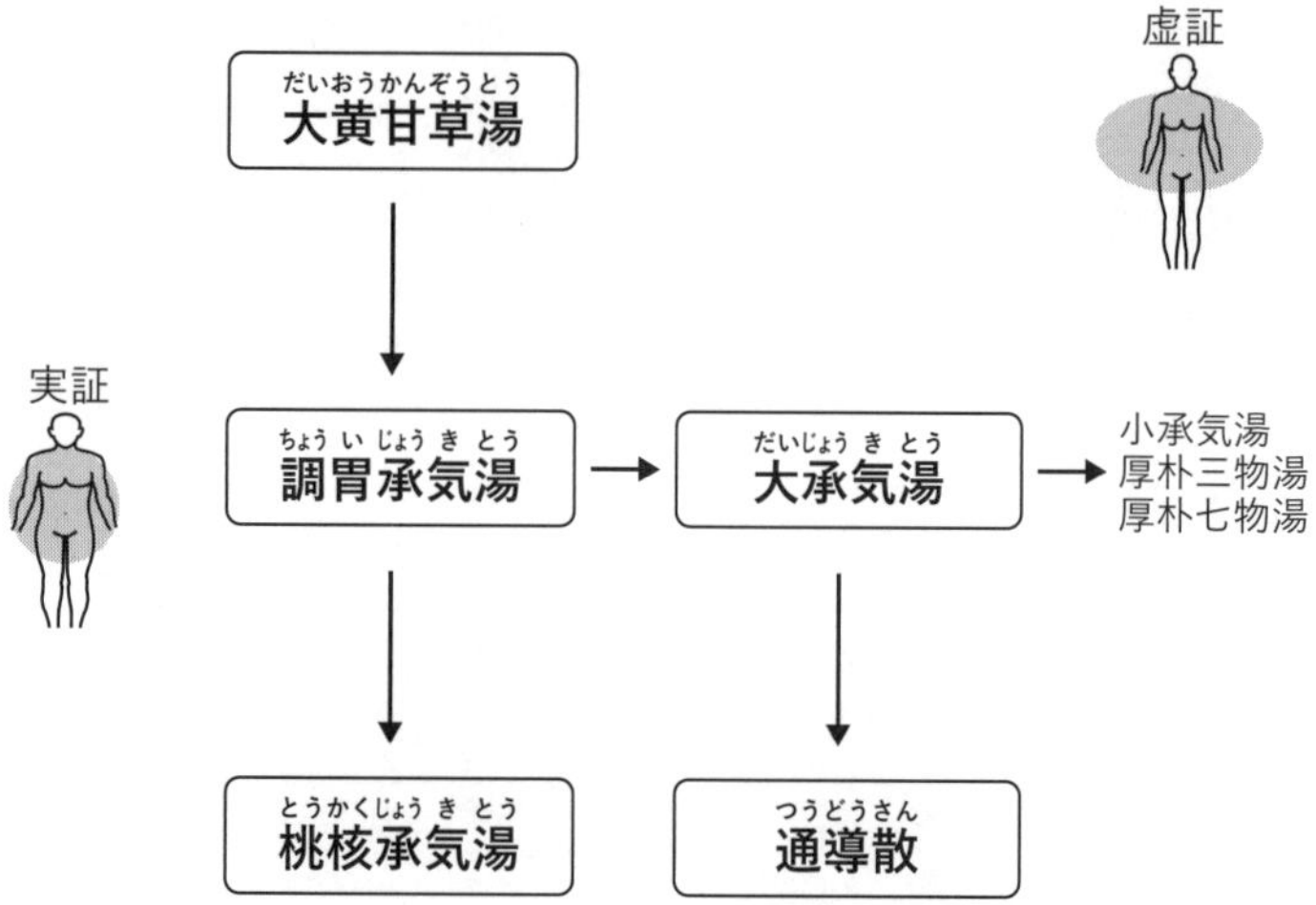

第5章

こころの悩みの連鎖にも漢方薬が効く

東洋医学は「気」の医療

さて、人とかかわりの深い「気」ですが、発想の原点はどこにあるのでしょうか。

ここで少し、中国の古い書「呂氏春秋《りょししゅんじゅう》」や「黄帝内経《こうていだいけい》」からお話しいたしましょう。


『はるか古い時代、朝日とともに目が覚めて活動し、夜更けとともに眠りにつく、そんな日常から、古代中国人は「陽」と「陰」の二つの世界があることに気がつきました。

そして二つの世界を動かしているエネルギーが「気」であると考えました。

気には「陽の気」と「陰の気」があって、陽の気には事物を変化させようとする動的な力が、陰の気は事物をかたどる静的な力が宿っていると信じていたのです』

これをチョコレート作りに例えるなら、陽の気には、カカオを温めて溶かす働きが、陰の気には、冷まして固める働きがあります。この二つの作用が合わさって、かりっとした

万物の始源は「気」
そこから「血（水）」が分離した

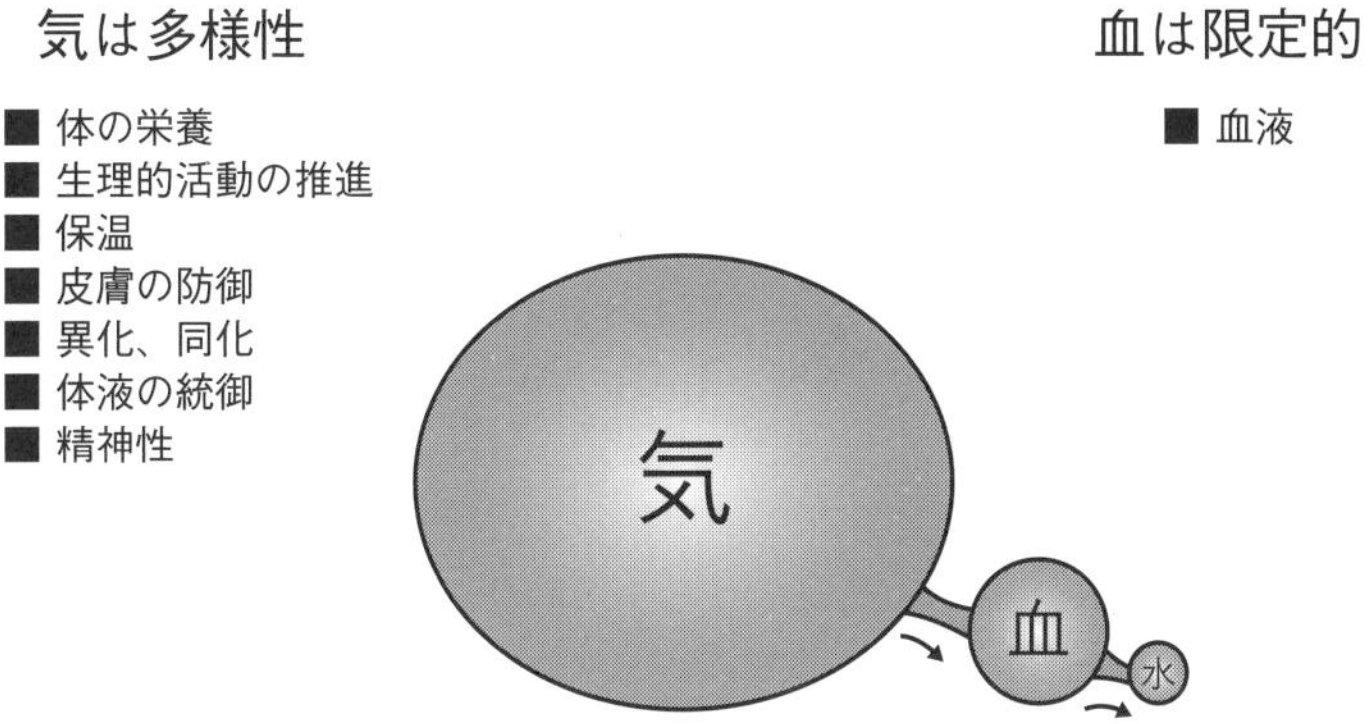

チョコレートに仕上がります。

『この世の万物は、陰陽の気が作用しあい、できあがりました。人の体でも、蔵器が陰の気によってかたどられ、陽の気によって動かされました……』

東洋医学では、「気血水」が語られますが、万物の始源は「気」であり、「血（水）」はあとから分離しています。そのため、気の働きは多様です。

これだけでは宗教や哲学のように聞こえますが、現代を生きる私たちの「宇宙の成り立ち」の理解にも案外近いものがあります。物が存在する前の様子については、いろいろ見解があると思われますが、通説では、

「はじめにチリとガスがあり、その中に泡のようなたくさんの小宇宙があって、それが徐々に膨張し、あるときビッグバンという爆発によって宇宙が膨らんで今の形になった。その小宇宙の一つが私たちの銀河系である……」

はじめのチリやガスや、泡もビッグバンも、古代中国人が考えた「気」の存在や働きに相当するのかもしれません。

東洋では、このような、気の発想が根底にあるため、医学、太極拳、気功やヨガ、そして禅などでも、気が重視されています。

こころの病は「気の病」

「気」は目には見えないものです。現代の医学で解釈すると、自律神経やホルモンの作用に相当するのかもしれません。それらが乱れると、こころに問題が出てきます。たとえば、うつ、不安、イライラ、不眠といった症状です。これらが「気」のゆがみです。

「気」の病のある人たちをみていると、特徴的な顔つきをしています。

不安感の強い人は、気持ちにおさまりがなく焦りのある、おどおどした顔です。イライラの強い人は、ほんの一言でも噛みつきそうな怒り顔をしています。うつっぽい人は、いかにもげんなりし、気力の欠けた顔をしています。

漢方は病名ではなく、ゆがみをとらえる

漢方が想定する健康とは、ゆがみのない、きれいな正円の形をした人体をいいます。これが、5つの蔵器「肝《かん》、心《じん》、脾《ひ》、肺《はい》、腎《じん》」が調和した理想の姿です。

ちなみに東洋医学でいう〝内蔵〟は、西洋医学でいう組織・器官としての〝内臓〟とは違い、内に「気血水」と「陰陽」の要素をおさめる蔵《くら》の要素を含みます。そのため、内蔵と表現されるのが本当です。

病気は、「気血水」と「陰陽」がゆがみ、それが五蔵に影響がおよんでしまった変化です。これには健康な正円と異なり、円から外にあふれて突出する過剰なゆがみと、円が欠けてへこむ不足のゆがみがあります。この変化は、調和の乱れた状態であり、不自然な兆候を

示唆するものです。

ゆがみは、時間をかけて大きく変貌していきます。そして大きな状態にまで発展したものが重症な病態、難病です。

「気」の変化だけを考えてみると、突出型のゆがみは、エネルギーが洪水のようにあふれた場合をさします。そのとき「異常行動、不安、興奮、暴力、妄想、幻覚、不眠」をきたします。逆にへこみ型は、エネルギーの乏しくなった場合をさし、「抑うつ、食欲低下、無気力、無関心」をきたします。

私たちは、自然環境の中で生活をしているので、常々季節や気候の影響を受けています。ですから体内の「気」のあり方もそれに伴って変化しています。たとえば春先だから気が変じた、夏が熱いから気力が減じた、冬の日照時間が短くなってきたからうつっぽくなった、などです。

東洋医学では、これらの気象要因にからんだ、ダイナミックな変化を踏まえて、治療の戦略をたてるのです。

気の通り道「経絡脈《けいらくみゃく》」

では「気」は体のどこをめぐっているのでしょう。

実は**「気」は脈絡《みゃくらく》・経絡《けいらく》という通り道に沿って体をめぐっています。**一般的に、経絡と呼ばれているところです。

古い時代には、まだ解剖学がありませんでしたので、全身に経絡があって、そこを「気エネルギー」と「血液」が流れていると考えられていました。もともと「気《き》」から「血《けつ》」が派生したものですから、一緒に存在しているとされ、その名残から魂が血液に宿るといわれてきました。そして今でも東洋医学では「気血《きけつ》は一緒に経絡をめぐる」とされています。

しかし、現代では血管の存在がわかっています。ですから「血液は血管の中を流れる」という考え方で間違いありません。

結局、概念的な「血《けつ》」と、人体をめぐる組織液「血液」とはニュアンスが違うということ

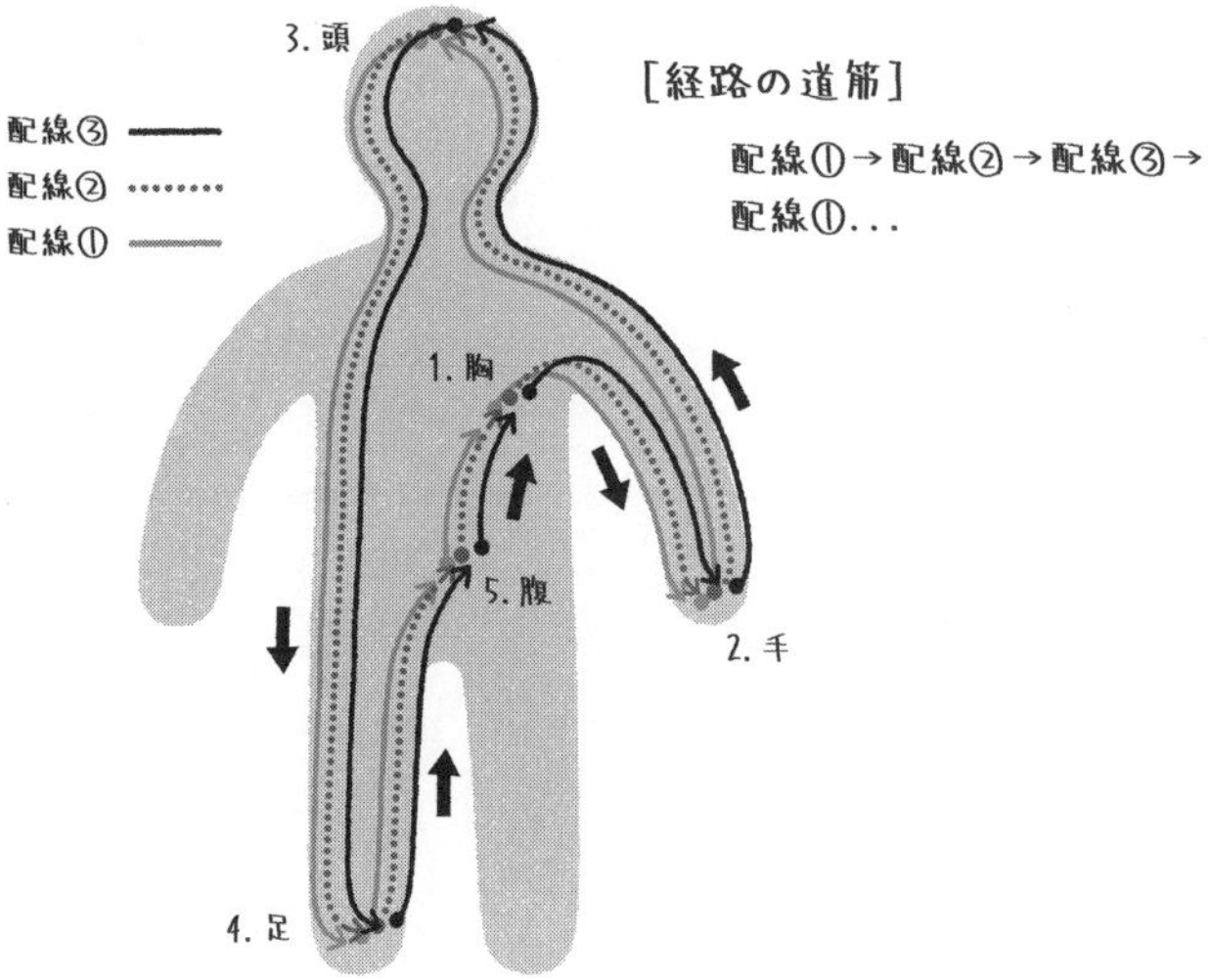

とです。

ところで経絡は、「お腹→胸→**手**→**頭**→**足**→お腹」の順に全身を連絡します。

体は陰と陽の要素で成り立っているといいますが、陰の部分は内蔵にあたります。陽の部分は体表面です。ここでは陰のルートを細字、陽のルートを**太字**で示してみました。どうでしょう、陰と陽をバランスよくめぐっていることがわかります。

実はこの配線は三系統あり、それぞれ深さの異なるルートを直列式にたどります。

配線①「お腹→胸→手→頭→足→お腹」

→配線②「お腹→胸→手→頭→足→お腹」

↓配線③「お腹↓胸↓手↓頭↓足↓お腹」↓配線①に戻る

これは環状構造になっており、気血は一日で体をぐるぐる五十周します。またこれとは別に奇脈《きみゃく》という「頭と股部をつなぐ」配線もあり、これらが大まかに陰と陽の調整を担っています。

頭から足の先まで、「気」エネルギーが体を覆いつくすことによって、ゆがみのない健康な体が維持されているのです。

経絡は古い時代から想定されているものですが、現代の解剖では正体が不明です。本当は存在しないのか、それとも見つかっていないのか、まだまだ断言できません。それでも「気」を整えることを重視する東洋医学では大切にされています。

「気」が体をめぐりはじめたサイン

気が体をめぐるというのは、経絡上で気流が変わるということです。漢方では、手首の脈を診て、その様子を把握しますが、自覚症状にも変化がみられます。

変化には、改善するものと一時的に悪化するものがあります。改善するものは、のぼせやほてりが治ったり、イライラが治まったり、ありがたい変化です。

しかし逆に、一時悪化したように見える変化もあります。たとえば、のぼせがひどくなったり、めまいがしたり、嘔吐や下痢が起こったり、皮膚が荒れたり、手足がしびれたりなどです。

漢方では、このような**逆作用を瞑眩《めんげん》**といいます。これは「気」が体を派手にめぐりはじめたサインともいえます。

江戸時代には、強烈に吐かせたり、下痢させたりして、こじれた精神病を治したという記録があります。これで難病も治せたようなので、瞑眩をうまく利用していたのでしょう。

現代は、いろいろなところで医療否定の情報があふれています。そのため、何が体のためになるのかわかりにくくなってしまいました。患者さんもご家族も皆、神経過敏、消化不良になり、ひとつの変化をきっかけに、漢方薬をやめしまう場合もみられます。

でも、**漢方では副作用ではない作用があることを知っておくことも大切**です。私たち漢方医も、瞑眩か副作用か、いつも気にして見張っていますので、何か変化が見られたらすぐに相談するとよいでしょう。

ここに気が体をめぐりはじめたサインのはっきりしていたケースを紹介します。

60歳の女性Aさんは、こんなことをおっしゃっていました。

「胃がむかむかして食べられません。40kgだった私の体重は、今は34kgになってしまいました。背中がゾクゾク寒く、夏でもストーブをつけています」

Aさんの悩みは、これだけではありません。外来においでになると、しかめ面で悩みばかりを訴えます。

「田舎から引っ越してきて、友達もできず、いじめられてばかりでなじめない」

「子供は私の相手をしてくれない。ここに来なければよかった」
「だれも信じてもらえない」
「うつっぽくて、眠れない」
「重い病気があるのじゃないかしら……」

外来においでになるたびに、ぐずぐず悩みを話されます。こころにゆがみがあるうちは、体の調子もよくなりません。まさに、病は気からです。

私はこの方に、人参湯《にんじんとう》エキスと半夏厚朴湯《はんげこうぼくとう》エキスを投与してみました。人参湯は、胃腸が冷えている方の気虚のお薬です。体の底まで冷えている方は、手足だけが冷たい方よりも重症です。食欲がわかず、体重も減っています。

また半夏厚朴湯も合わせてみました。これは、気うつのお薬です。

そうしたら今度は「お薬のせいで、頭にほてりを感じた」とぐずぐず……。

これはお薬によって気が作られ、体をめぐりはじめたサインです。「気」が動き出すとき、このような変化を感じる方がいらっしゃるのです。特に人参による「気」の上衝《じょうしょう》は、頭の方に生じやすいので、みごとに動きのあった証拠といえます。回復のしるしですから、そのままお飲みいただくことが理想なのです。

ところで、今はなんでもネットで調べて副作用だ……と、次の病院に転々とされる方もおられます。この方も「頭のほてりが気持ち悪い」「粉薬はいや」とお薬をやめて、普通の胃腸の錠剤にもどってしまいました。でも来院されるたびに「体が寒い」「いつもだるい」をくり返されます。

漢方薬というよい手だてがあり、もう少しおつきあいいただいてもいいのに、実にもったいない話です。

連鎖するこころの問題に用いる漢方薬

こころの問題は、病者当人が対象とされることが多いのですが、影響は周囲の方々に波及することもあります。きっと、当人に振り回された結果でしょう、お付き添いのご家族の顔に、追いつめられた表情が汲みとれることがあります。

そしてこの関係は、単に「当人とその周囲」の二者で終わらず、さらにその周囲にも広がります。まるでポタッと落ちた水滴が、円を描きながら周りに広がるようなもので、

〝横〟へ連鎖していくのです。

たとえば、命を絶った当人の悩みを理解してあげられなかったことを悔やむ実母、その姿を見て、よりこころを痛める義母などです。

周囲の方々は一見、病人ではありませんので、「あなたも、抗うつ薬、抗不安薬を飲んでおきましょう」とはいきません。病者として、それらのお薬を受け入れてもらえないためです。

しかし病者当人より度合いがはなはだしいようであれば、連鎖を止める配慮も必要です。実は、そういった方々にも、漢方ではよいお薬があります。それは抑肝散《よくかんさん》というお薬で、こころの緊張を解く作用があります。古い時代の中国では、赤ちゃんの夜泣き、癇《かん》の虫を抑えるために、抑肝散を飲ませていました。そして子の面倒をみているうちに、疲れてしまった母親にもこのお薬がよいとされています。これを「母子同服《ぼしどうふく》」といいます。

これは現代でも引き継がれるとよい考え方で、病者当人・介助者同服にも応用できる内服法です。

一人の「気」の変調が、周囲に広がり影響する

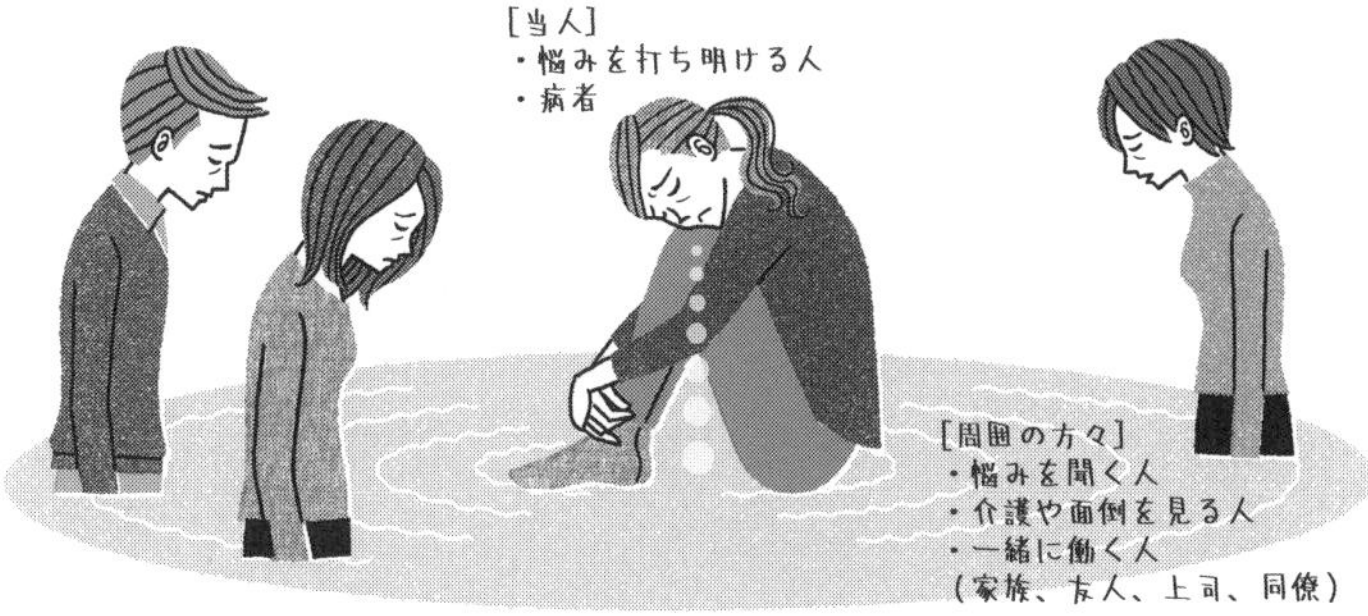

ポタッと落ちた水滴が円を描きながら広がる様です

病者と介護者に同服を促した実際のケースをあげてみます。

50代後半のお母様のお話です。「最近、眠れません」と相談に来院されました。いつものように入眠しても、夜中に目が覚めてしまい眠れなくなるそうです。

実は、ご家庭には20代の娘さんがいらして、娘のくよくよしている姿にこころを痛めておられる様子でした。

娘は「最近知人が自殺してしまったのは、その子の話を聞いてあげられなかった自分のせい」と自責しているのです。

はじめは、「そんなことはないのよ」となぐさめていたのですが、娘は元気になりません。母である自分もつらくなってしまったので、娘を心療内科に

受診させたそうです。

「そうしたら、『うつ病』と診断され、抗うつ薬や抗不安薬が処方されてしまいました。娘はやさしい性格で、その子とはとても仲がよかったので、思い悩んでいるだけだと思うのです……

毎日毎夜、私も娘の体のことを心配していたら、今度は私も涙が止まらなくなり、眠れなくなってしまいました。

娘の心療内科の受診の際に、一緒にお話を聞いていただいたら、『お母さんもうつ病かもしれませんね』といわれてしまいました。それがまたショックなのです」

お母様は、私の前で涙ながらに訴えます。心療内科で「うつ病」と診断をうけことを話されますが、娘様もお母様も、知人の突然の死という事態を受入れられず、反応的に軽くうつ状態になっています。でも「うつ病」とは、少し違うのではないかと思いました。

娘様もお母様も抗うつ薬は飲みたくないといわれるので、お二方には抑肝散を処方しました。反応的に起きたこころの変化には、時間も必要なので、外来ではこのまま様子を見ています。

このような「水滴が、周りに広がるように影響する」反応は、誰にでも起こり得ます。たとえば、

＊同窓会で久しぶりに会った友人の悩みを聞いていたら、自分も気を病んできた

＊アスペルガー症候群の同僚と会話や考え方があわず、一緒に仕事をすることがつらくなってきた

＊認知症の夫が暴れてしまうので、施設を出されてしまうことになった。これからのことが心配になった

これらは本人が悩んでいることもありますが、介助している側も悩みが深くなっている状態です。**軽いうつ状態、軽い神経症**くらいのことが多いのですが、心療内科ではうつ病と扱われしまうことも少なくありません。

このように身内のことで思い悩んだときにみられる連鎖反応には、こころの緊張を解く漢方が緩衝薬として最適です。なかでも抑肝散は、まず候補としてあげやすいお薬です。

母子同服とその応用

育児疲れノイローゼに

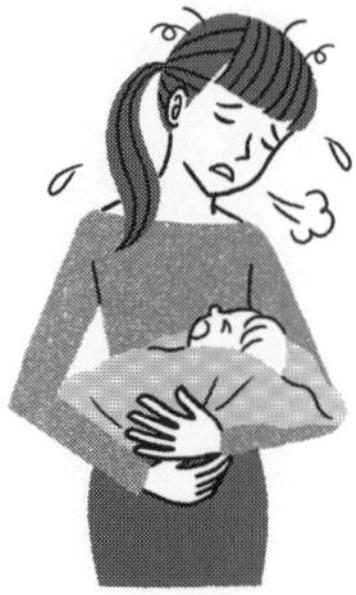

母子同服

子の状態が改善するにつれて
母の精神も安定

介護ストレス疲れに

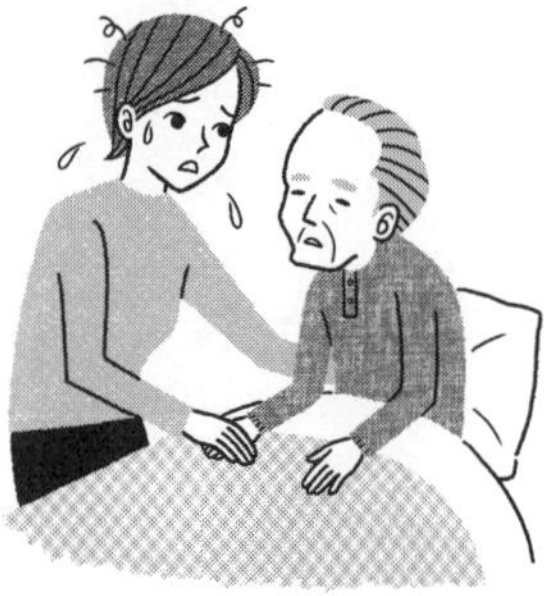

患者介護者同服

認知症の陽性症状を
コントロールするにつれて
義娘の不調も改善

一人の精神不調と夫婦・同僚不和に

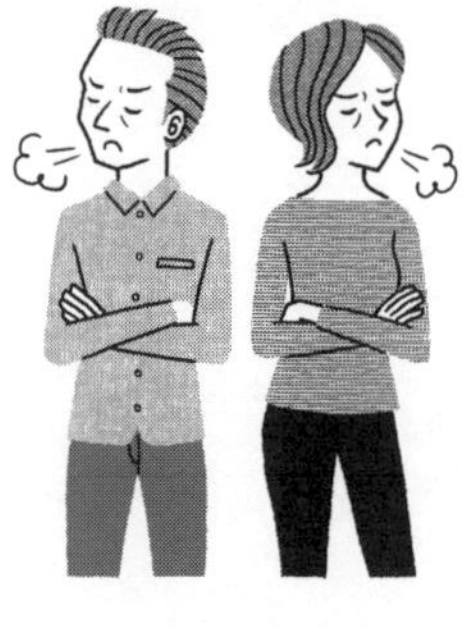

夫婦・同僚同服

一人のアスペルガー症状を
コントロールするにつれて
家族、同僚の精神と体の
疾患も改善

三世代 同薬の場合も

こころの悩みをかかえた方と話をしていると、その親、その子にも同じ問題がみられることがあります。これは〝**縦の**〟**連鎖**です。病的な連鎖の場合、西洋医学では、遺伝の素因ありと考えられてしまいますが、親族間では往々にして、価値観や生活スタイルが似ていることもあり、その影響が災いしているだけの場合もあります。そのため筋金入りといえるくらい柔軟性がありません。

この場合でも、こころの緊張を解く抑肝散《よくかんさん》やその同系統の漢方薬が効果的です。あるいは煎じ薬ですと、抑肝散の中心生薬である柴胡《さいこ》や釣藤鈎《ちょうとうこう》を添えることで対応することもできます。これは、家族中でお付き合いしているファミリードクターならではの診療といえるでしょう。

なお、抑肝散《よくかんさん》には、加味逍遙散《かみしょうようさん》などの同系統のお薬があります。

一家族三世代、抑肝散と同系統の漢方薬で対応しているケースをあげてみます。

53歳の女性は、「頭痛があります。咳が出ます。動悸もあります」と頻回にやってきます。せっかくお薬を出しても、次にやってくるときは別の悩みに変わっているので、気をつけていないと振り回されてしまいます。

50歳前後は、更年期世代であり、自律神経の失調が関わっていることも往々ですので、加味逍遙散エキスを処方してみました。このお薬は、抑肝散の同系統薬です。

よくお話を伺ってみると「お婆ちゃんが……息子が……」と話されます。皆様それぞれ、くよくよ悩む性格の方々で、お互い影響を受けているようです。

そのうち、その女性に付き添われ、そのお婆様も、息子様も外来にやってきました。

お婆様は、「娘からいろいろいわれるので、気持ちが滅入ってしまいます。そのせいか眠れません。血圧も上がってしまいます。自分の病気のことが心配で涙がでてきます」といわれます。

息子様も、「朝になるとお腹が痛くなる。吐き気がする」といいます。もともと喘息もちで、発作が出ると学校を休みがちです。気弱な性格で、うまく立ち振る舞うことも苦手なのだそうです。どうやら学校でいじめにあうこともあるようです。

お婆様には抑肝散加陳皮半夏《よくかんさんかちんぴはんげ》エキスを、息子様には抑肝散《よくかんさん》エキスを処方しました。つまり三世代、同系統薬を内服していただいています。

こころの葛藤と体の不調の間には、自律神経の変調が関係しています。くよくよ、マイナス思考の考え方は、三世代同居の中で育まれた生活環境が影響しているのでしょう。これも、ひとつの〝縦〟の連鎖です。

抑肝散は、凹凸あるゆがみに切り込んで、変化をもたらすことができるので、体の中で大きな変革を起こすことができます。

東洋医学ではこころを治せば、病気も治ると考えられています。これを「心身一如《しんしんいちにょ》」といいます。仏教でも、七つの情緒（怒・喜・思・憂・悲・恐・驚）と、体の関係性が説かれています。実際、たくさん笑うと免疫力があがり、病気になりにくい、治りやすいという話も聞かれ、こころ「気」を大切にすることが大切となります。

ところで、これら連鎖して生じるこころのゆがみは、診てわかる場合と、わかりにくい場合とがあります。

わかりにくいのは、本人がこころを病んでいると思わず、事情を語ろうとされない場合

東洋医学では、こころと体は一緒と考える

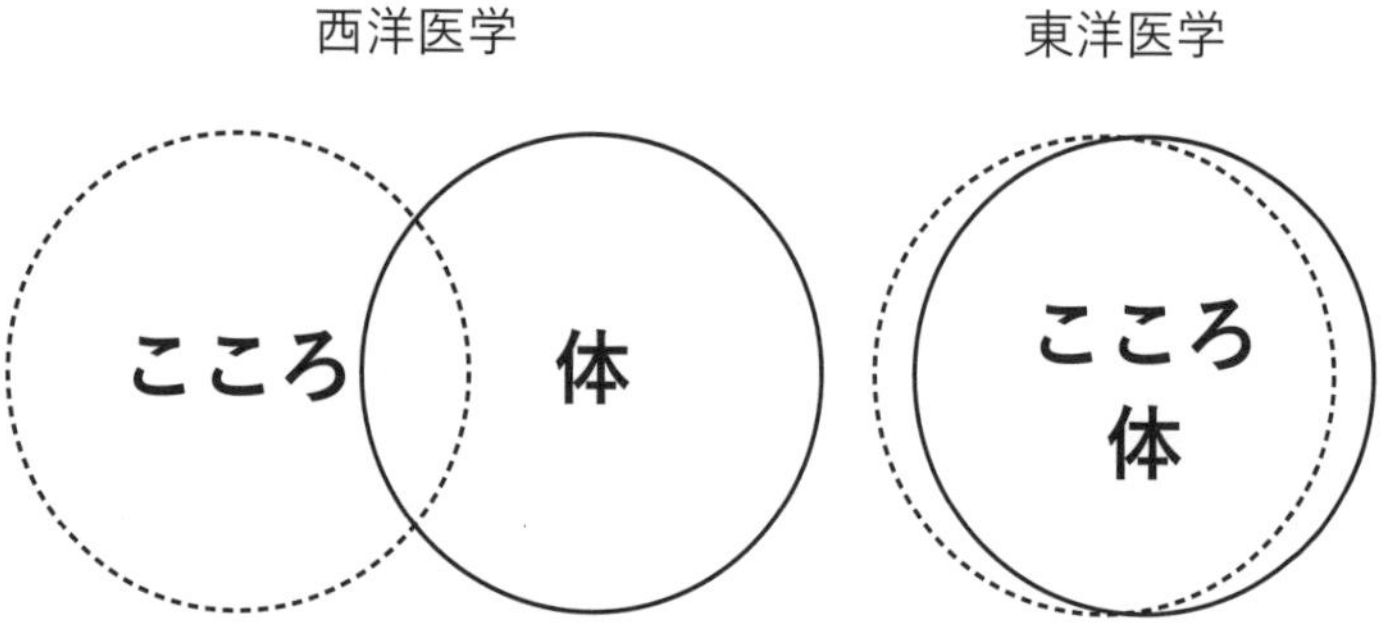

西洋医学では、こころと体は別物

です。外来には、体の症状ばかりつらいつらいと訴えて来ることも少なくありません。

治療の一歩として、抑肝散とその同系統薬、ときに抗うつ薬や抗不安薬を処方しますが、内服を拒んだり、自己中断したり、指示通りに再来しなかったり、一向に改善が見込めないこともあります。もちろん精神科・心療内科への受診や併診も難しい状態です。また煎じ薬に効果があるといっても、こころの奥にひそむ悩みが重くなってくると、お薬を作る気力も失せてしまうようです。

それでも、こころが苦しいため、不定期ながら内科にやってこられます。

「薬は要らない、話だけしたい」と来院される方もいらっしゃいますが、今の保険制度の下では、時間をかけたお話だけの診療は、内科では難しいかもし

れません。

せめて処方されたお薬については、主治医とつながる一本の綱として、否定することなく拠り所にしていただければと思います。

エピローグ

「気」を支える「原気」の存在

西洋医学は直線性、東洋医学は回旋性

この最終章では、東洋医学で考える「人体の自然治癒力」について述べます。これは、前章までにあげた「気」を、根底から支える「原気」のエネルギーによっています。

もともと東洋医学の発祥した頃は、たくさんの自然に取り囲まれていました。その中で人は、天を見上げ、事象が回転していることに気がつきました。

太陽は自分のいる位置から少しずつ動き、やがて日が沈み暗くなります。でもまた明るくなって、同じ位置に戻ります。月も夜空の星も回っています。

そのくり返す規則性から、朝と夜の一日の移り変わりや、春夏秋冬の四季の変化に気がつきました。

動植物は食べて食べられて、別の動物の体の一部になります。これは食物連鎖です。

「人の一生は、よいときもあれば、悪いときもある」と占いの原典である「易経《えききょう》」にあります。

西洋医学の考え方は直線性、東洋医学は回旋性

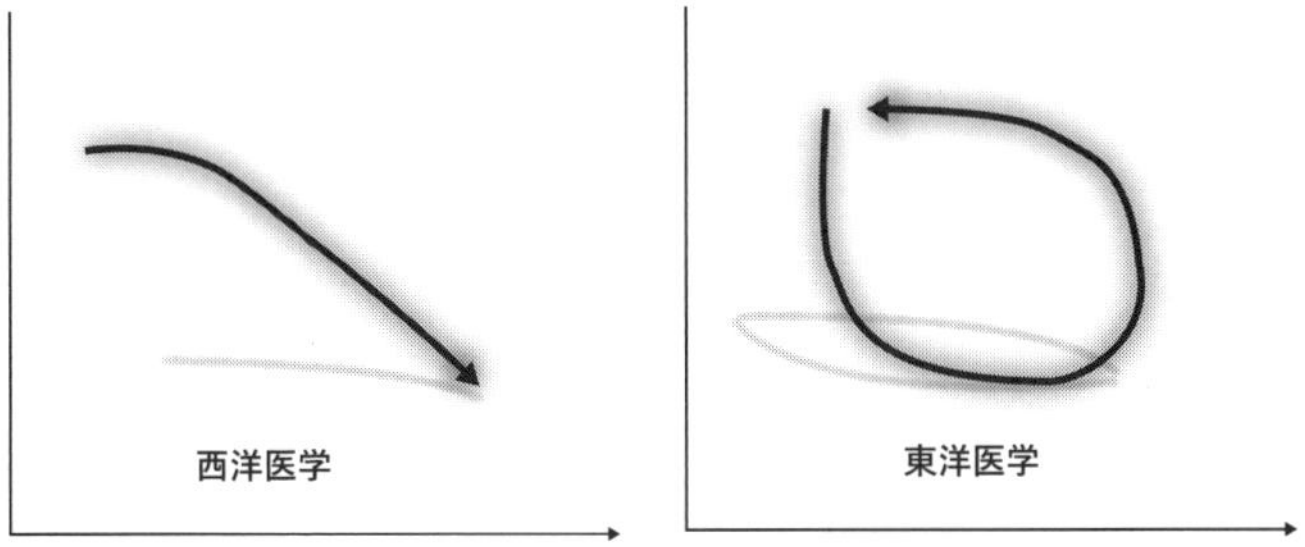

◆ 体力は、年齢とともに衰えていく
◆ 病気は、放っておくと悪くなる
◆ もしがんになったら、最後は死ぬ…

◆ 体力は、元の状態に還る（戻る）性質を持つ
◆ 人体には、抗病力・回復力が備わっている
◆ 病気もがんも、治る可能性を秘めている

「車輪が回転するように、人も生死をくり返す」これは輪廻《りんね》転生《てんしょう》、前世と後世の考え方です。東洋思想には、グルグル回旋する考え方が根づいています。

　このような背景があるため、**東洋医学では、元に還ろうとする性質を尊重します。**まるでブーメランのようです。「人体には、抗病力や回復力が備わっていて、もとの状態に回帰しようとする。だから、病気もがんも、治る可能性を秘めている」と考えます。

　これは西洋医学の「体力は、年齢とともに衰えていく」「病気は、放っておくと悪くなる」「もしがんになったら、最後は死ぬ……」と論理を直線的に考える性質とは対称的です。

自然治癒力と関係する「原気《げんき》」

この治癒力は、体を維持するためのエネルギー「気」のパワーによっています。

この気は、人体の根源に関わるものであるため、「原気《げんき》」と表現します。**この原気を維持すること、回復させることこそが、病気にならない秘訣であり、体を立て直す礎《いしずえ》です。こころの病であっても、例外ではありません。**

人は両親から生きる力を与えられて生まれてきますが、そのときに備わる気を「先天《せんてん》の原気」といいます。

生まれてからは、物を食べたり、空気を吸い込んだりしてパワーを蓄えますが、これを「後天《こうてん》の原気」といいます。

これら二つの原気が「気」を育み、自然治癒力を左右します。だからエネルギーいっぱいの人のことを、原気（元気）があるというのでしょう。

ところで、原気のある人は、お臍《へそ》と肛門をつないだ線のほぼ中間点「臍下丹田《せいかたんでん》」に気が充実しており、腹が据わった状態になります。腹式呼吸でも、ここに重点がおかれています。

尚、漢方の腹診法では、ここをさぐるよう触診し、体の強さを把握します。

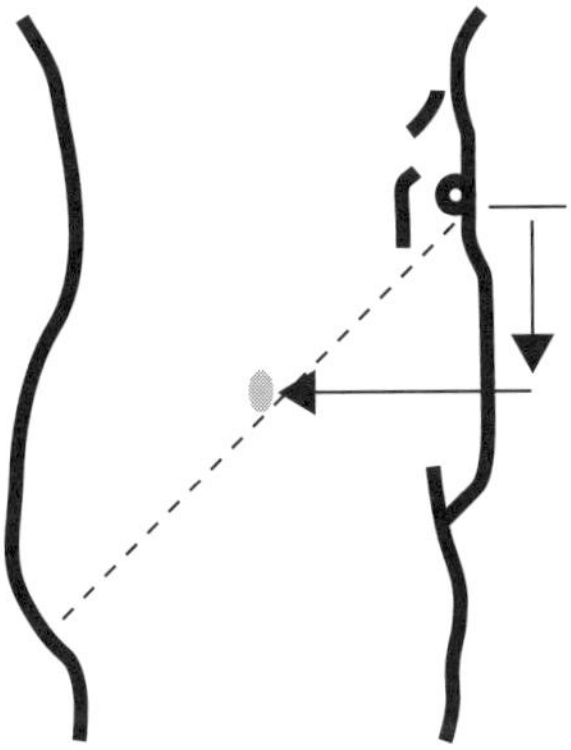

臍下丹田《せいかたんでん》の位置

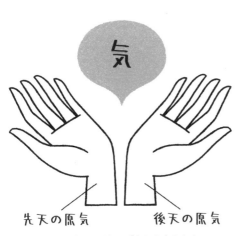

先天と後天の原気の「気」を育みます

「先天の原気」は両親から受け継ぐエネルギー

生まれたときに両親から受け継ぐエネルギーを「先天の原気」といいます。これを例えるなら、父母からそれぞれ一本ずつ単三電池をいただくようなものです。これは生命活動を維持するもっとも根源の力であり、「腎気《じんき》」ともいいます。腎とは、生命という意味です。

このエネルギーの容量ははじめは大きいのですが、蓄電できる力が弱いため、長い人生を経ていくうちに少しずつ消耗してしまいます。これを、腎虚《じんきょ》といいます。

ストレスや不眠、生活習慣などの不摂生が重なると、減り方は加速します。

「後天の原気」は、食べ物と空気を取り入れて生まれるエネルギー

生まれてから、食べ物と空気を取り込んで得るエネルギーを「後天の原気」といいます。

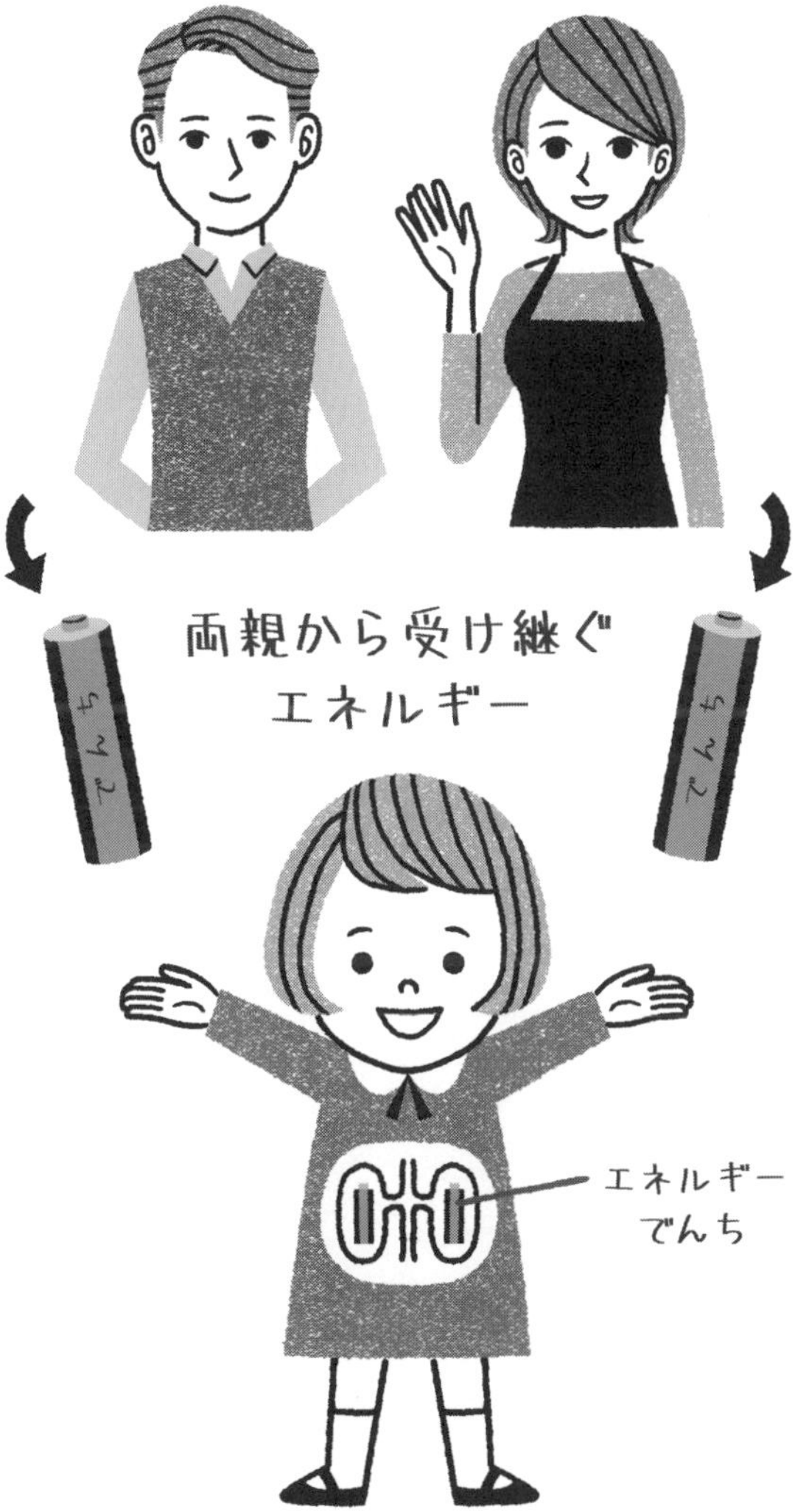

先天の原気は両親から受け継ぐエネルギーです

このエネルギーはとても躍動的で、強力に生命活動を維持します。まるで大きな単一電池のようなものです。新鮮な食と空気を体にふくませることによってフル充電できます。そして、ここから、外敵から身を守る「防衛力」が生まれます。

胃と肺で作られる原気は、それぞれ「胃気《いき》」「肺気《はいき》」といいます。これらの原気のうち、胃で作られるものは特に影響力が強いため、「正気《せいき》」と呼んで区別することもあります。食べられると胃気は倍増しますが、食べられないと衰弱します。だから口に物を入れることは、人の本能でもあり大切と考えられているのです。

また肺気は、体を維持するのにも一役かっています。西洋医学でも「体を構成する細胞内で呼吸が行われ、エネルギー代謝が行われている」と説明されています。

先天と後天の原気が生み出すもの

先天と後天の原気は、対になって体に存在します。そしてそれぞれ支え合っています。

先天の原気は、「体に不要なものをはきだす力」「個体を増やし、残す力」です。後天の

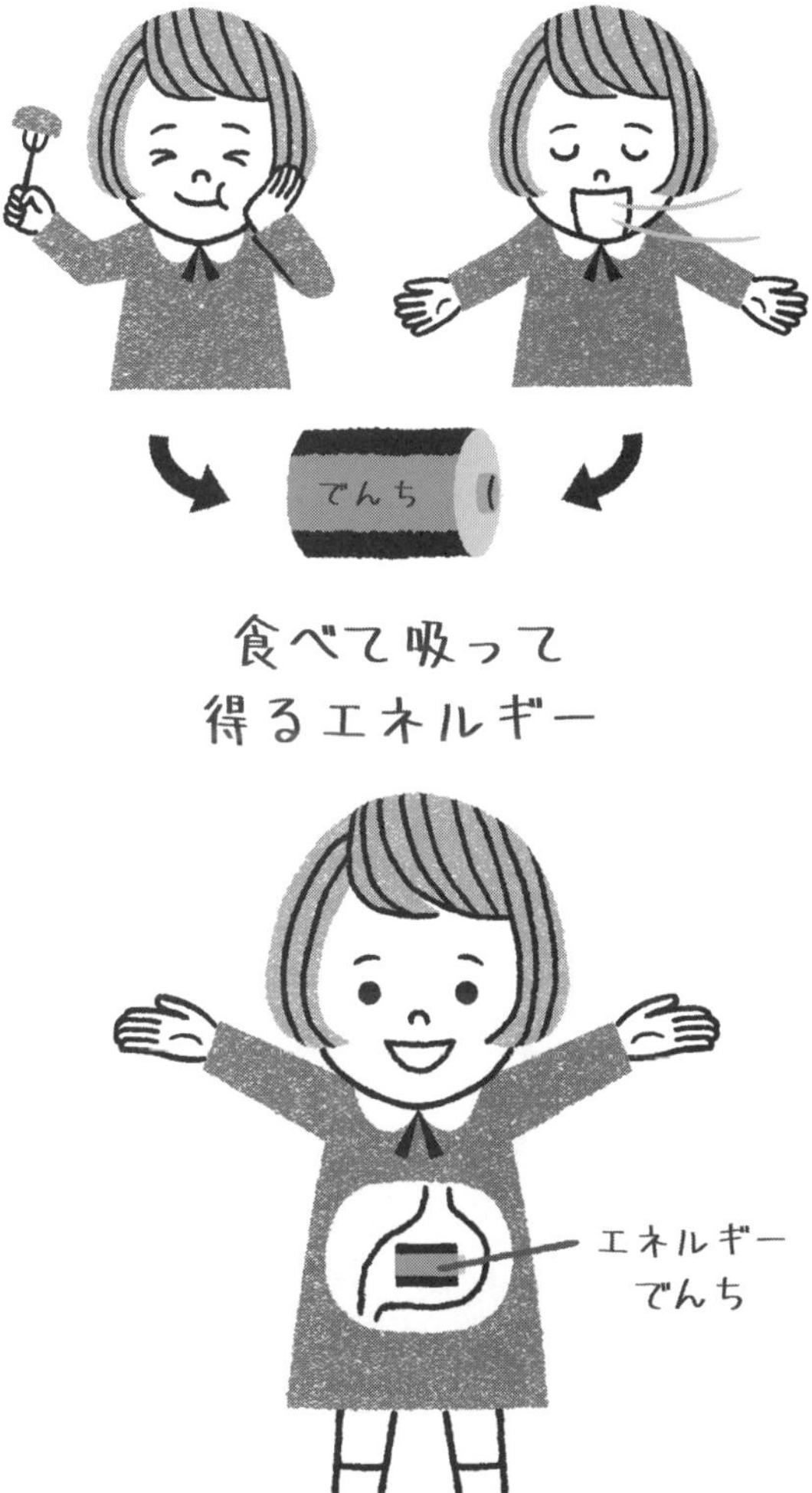

後天の原気は食べ物と空気を取り入れて生まれるエネルギーです

原気は、「体に必要なものを取り込む力」「体を維持するエネルギーを生む力」です。この両者によって、輝く「気」が育まれ、体が維持されています。

先天と後天の原気の、どちらかのエネルギーが損われると、双方の働きが低下するので、大病に発展します。

先天の原気の衰え

先天の原気の力は40～45歳くらいから、驚くような勢いで低下します。ちょうど男性の厄年でもあり、男女ともに更年期のはじまりと重なります。これをミドルエイジ・クライシス（中年期の危機）といい、人生が転換期を迎える時期のことをいいます。

特徴は、**日々の不精が重なると、不調が生まれやすくなることです。**とくに問題なのは、この二つでしょう。

（1）悪い生活習慣（衣食住、睡眠）

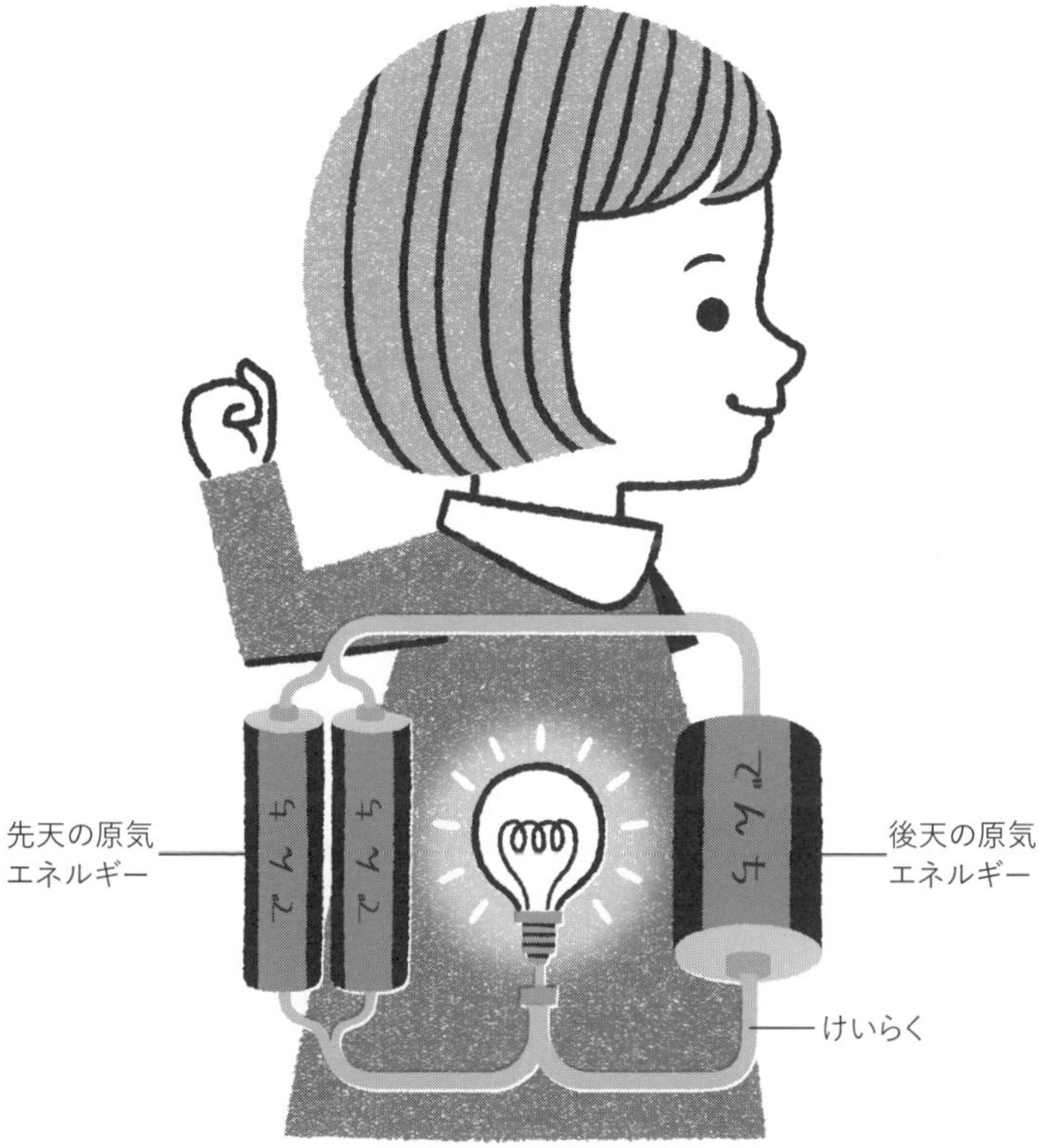

先天と後天のエネルギーにより輝く「気」が育まれ、体が維持されます

（2）精神疲労（ストレス）

この先天のエネルギーは、体を維持する力であるため、この衰えは老化を早め、病気を発生させる率を高めます。

後天の原気のトラブル

後天の原気は、きちんと食べることによって維持されます。それが胃気といわれる所以です。でも現代は、これがときに多くなったり、少なくなったり、乱れがちです。

たとえば食べ過ぎです。飽食の時代でもあり、ストレスによって過剰摂取してしまいます。これは胃気を必要以上に増やしてしまうので、「気」の逆流とうっ滞を生じさせ、気逆、気うつ（肝気うっ結）が生じます。大雨のため川が氾濫するような状態です。エネルギーが多すぎて、かえってショートしています。

逆に、極端なやせ願望や過度のダイエットにより食べなかったり、慢性難病で食べられなかったりすると、胃気が不足し、気虚、気うつになります。

また喫煙習慣も問題になります。清浄な自然の気を吸い込めなくなると、肺気が乱れます。汚れた肺、働きの悪い肺では、肥満や痩せが生じるので、全身の気は落ち着きません。

これらはエネルギーが少ない状況です。

このようなトラブルが長引くと、「血」も停滞するので、病気を複雑にさせてしまいます。

先天と後天の原気を回復させるために

これら**本質的な両原気を回復させるためには、悪い生活習慣を正すことにつきます。**古い中国では「未病を治す」ことのできる医師が、上級と扱われてきましたが、積極的に介入できる医師のことを指しています。

「夜、十分眠れない」

現代社会は24時間動いています。夜働いている人もいますし、朝の早い人もいます。仕事のサイクルがそうさせている場合はやむを得ません。

でも、このような方々は注意が必要です。

＊完全に昼夜逆転した生活を送っている人
＊毎日、朝起きるのが遅い人
＊三食食べるたびに寝てしまう人
＊夜帰宅してから、インターネットやゲームに時間をさいて、遅くまで起きているか、徹夜をしている人

それでは熟睡できません。そのような方々皆、憂うつ顔ですし、こころの病にかかってしまいます。

熟眠している人は、疲れもとれて、爽快顔です。子供の睡眠時間が長いのも、先天の原気を育むためです。

先天の原気を回復させるためには、体を休ませることが大切です。きちんと眠り、朝すっきり目覚められるように工夫しましょう。

「疲れとストレスがたまるので、たくさん食べてしまう」

食べることは本能であるため、過剰なストレスが無意識にそうさせています。たしかに甘いものを食べるとホッとしますし、西洋医学でも「甘いものは、脳内ホルモンのセロトニンを増やす」と説明しています。

このときの頭が、「適応反応」であればよいのですが、「過剰反応」であれば、誤作動と言えます。やはり、口を満足させただけでは、疲れとストレスが解放されることはありません。

節度を越えた食べ方は、胃気を消耗させ、後天の原気を傷つけてしまいます。結局、全身では気のゆがみが生じてしまいます。

後天の原気を回復させるために、食べる量と食べ物の質に意識を払いましょう。

「不規則にしか食べない」「特定の食品、サプリメントしか食べない」

回数の少ない食事は、体調を整えるためにと、あえてそうされている方もいます。問題となるのは、偏った考えた方によって規則性を損ね、十分な量が満たされていない場合です。

気は、元気をつくるエネルギー源なので充足させておくことが大切です。不足すると、全身で気が虚ろに傾きます。虚ろな気分に陥ると、「本当はしたくない」気分が芽生え、できない理由を探しはじめてしまいます。元気があるときに考えれば決してできないことはないのでしょうが、しない理由を肯定するため思い込みが生じます。

後天の原気を回復させるため、食べ方を改めましょう。

これらの項目について思い当たる節のある方は、ぜひ意識されることをお勧めします。一方で、どうしても難しいと思われる方は、すでにこころにゆがみを抱えている場合もあるので、医療機関へ相談ください。

内服と外服

古い医書には内服と外服という表現があります。「内服」は今でも馴染みのある言葉で、お薬を飲むときに用いられます。中国最古の漢字字典「説文解字《せつもんかいじ》」によると、「服」の本来の意味（本義）は、「用いる」にあるようです。

そしてこれは「飲む」「身に着ける」「適応する」へと広がります。つまり内服は、外邪《がいじゃ》に対して体を守るために、内に用いる（飲む）意となります。それは薬や食事、水分など口に含むものが対象です。

一方、「外服」は、外邪に対し、体を外から守り用いる（身に着ける）意となります。それは、衣服を着用することです。でももっと拡大して解釈すると、外的要因に対し、健康を維持するため「適応していく」となります。こうなると、生活環境を整えることが大切になってきます。

先天と後天の原気を回復させるための要点は、前項の内容も含めてまとめると、

*きちんと眠ること

*食べる量と食べ物の質を調整すること

*与えられた薬をしっかり飲むこと

*生活環境を整えること

などであり、結局は「**生活スタイル**」**を正すことに**なります。つまらないと思われる話ですが、45歳を超える頃から意識することが大切です。50歳を超えたらぜひ実行しましょう。生活の中に、運動する時間が確保できると理想的です。

「わかっているが、それはできない」と生活をふり返ることや自身をコントロールすることを拒む方もおられますが、それでは病気の予防と、自然治癒力の回復は期待できないのです。

内服と外服

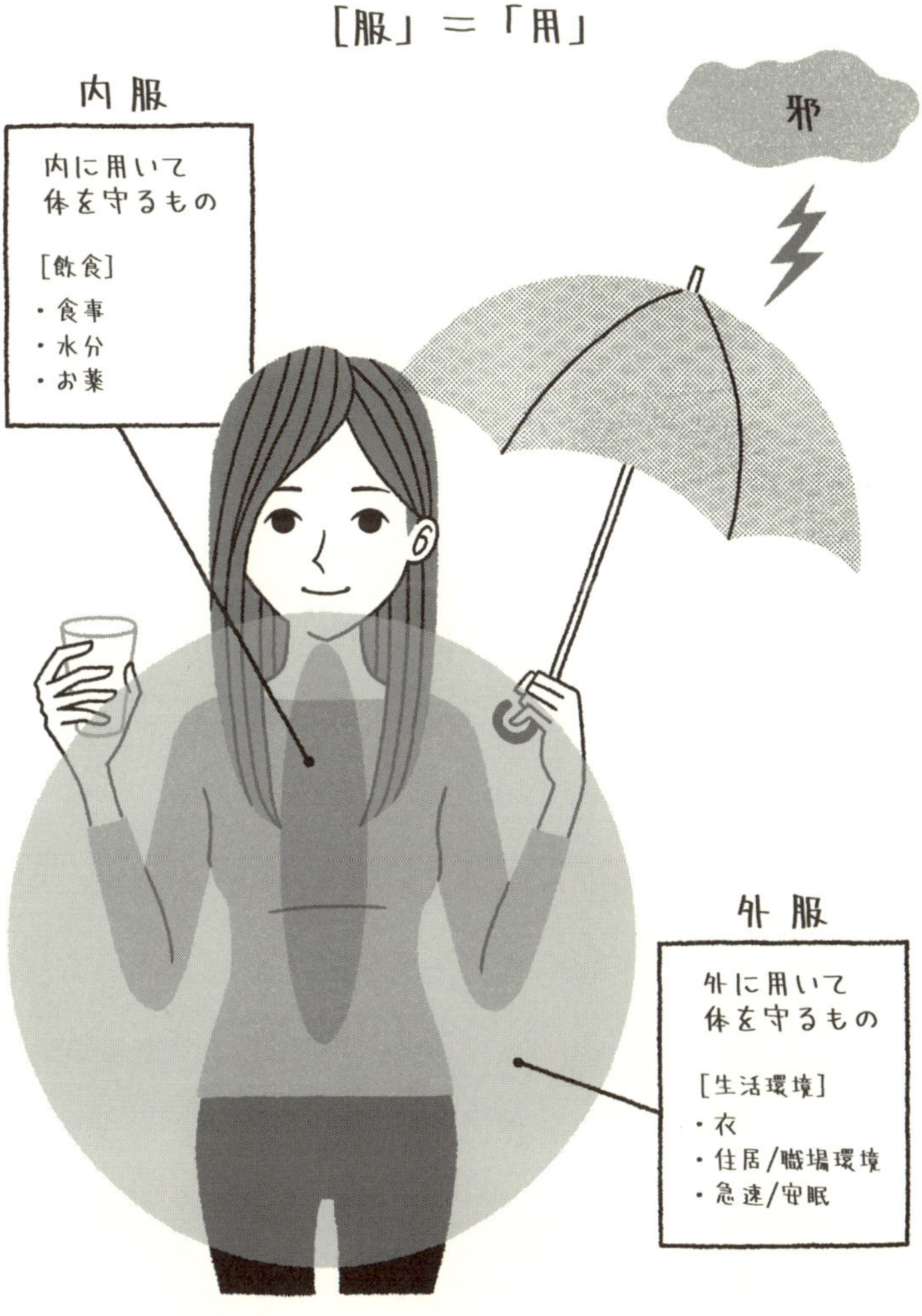

内服とは体の内から守るもの、外服とは体の外から守るものを意味します

移《い》精《せい》変《へん》気《き》の法

こころの病は古い時代からあったようで、移《い》精《せい》変《へん》気《き》といいます。移《い》精《せい》変《へん》気《き》とは、気分を変えさせて、病を治す方法のことをいいます。つまり『ゆがんだ「精」（気の病）をまったく別の系（こころ）に移すことによって「変気」（気分転換）させる法』をいいます。

日本でも江戸時代に、今泉玄祐《いまいずみげんゆう》という医師が心気を改める方法を積極的に行い、びっくりするほどの効果（奇効）を得たと記載が残されています。

彼は、病者の前でおおげさな演技をし、迷いを晴らしたり、不安を感じている者を諭したりなどの方法で、気持ちをうまくコントロールしています。

彼の治療では

『昼間は病床に就くことを許さず、なるべく体を動かすことをうながして、こころに積極性を導くこと』

『心気症のため不安に感じている者には、説諭し、自らを内観させること』

などをおこないました。

また『お薬は、暗示的な効果を示すために必要なもの』として、甘麦大棗湯《かんばくたいそうとう》を投与しています。つまりお薬の効能そのものより、飲むという行為に意味を持たせ、病者に「これで治るのだ」という気持ちの拠り所を与えました。

移精変気の法とは、おまじないのようなものではなく、こころの在り方を変えるための工夫の法なのです。


気持ちの不安定な患者さんは、抑うつや葛藤をかかえ込みやすい性格・気質の方が多く、偏りがあります。もちろん健康な方でも落ち込むことはありますが、気持ちの不安定な方はより傾きやすい「癖」を持っています。物事をこころの奥にしまい込みやすく、マイナスに考えてしまいやすい偏狭さが問題です。

だから気持ちが偏らないようにいつも意識しておくことが大切です。気持ちの在り方を変えるため、胸襟を開いてみましょう。視点もずらしてみましょう。もしかしたら性格・気質も、自身で作りだしたものかもしれません。

「うちにいるとうじうじ考えてしまいますが、体を動かしていたり、趣味を楽しんでいるときは、なぜかしら忘れてしまいます」

「こころの内をあかしてみたら、気持ちがすっきりしました」という方々もいらっしゃいます。

＊不規則な生活スタイルのままだと気がついたら、改めること
＊こころの葛藤をひきおこし、卑屈にさせている重石から、離れてみること
＊無理をして、頑張らないこと、〝適当に〟手を抜くこと
＊こうでなければ、という強迫に近い固定観念を捨てること
＊どうしても自己否定感から抜けだせなかったら、お薬を拠り所にしてみること

そして、
＊空を見上げて手を広げ、大きく息を吸い込んで、ゆっくり吐いてみること

そうすると、こころのすきまに、ゆとり空間ができ、自己肯定感が生まれてきます。できれば、ストレスも受け入れてサラリと流せる度量を育てたいものです。

現代は、ストレスも多く疲弊しやすい時代です。人は考えすぎて頭でっかち、悩みすぎ

の傾向にあります。自分だけが知っているこころのゆがみがあれば、キレたり、折れたりする前に、摘んでおくのがよいのです。

おわりに

今の世の中、ＩＴ（情報技術）、ＡＩ（人工知能）、ＳＮＳ（ソーシャル・ネットワーキング・サービス）、デジタル技術など、きらびやかな言葉がはやり、さり気なく馴染んでいることがカッコいいと思われています。

しかしそんな素振りをみせる方であっても、「この幸せ感は、長くは続かない……」と、外来でこころの悩みを訴えていかれます。本音では、猜疑心や不安の籠から抜け出せない方々の多い昨今です。

２０１６年秋のことですが、東京大学で漢方講演をさせていただいたことがあります。そこでは「気」についてお話ししたのですが、90分の短い時間であったにも関わらず、予想を超える反響のあったことを覚えています。

やはり身体を診る科、精神を診る科、のいずれの先生方においてもこころの問題、とくに漢方で扱う「気」については悩みの種になっているようです。

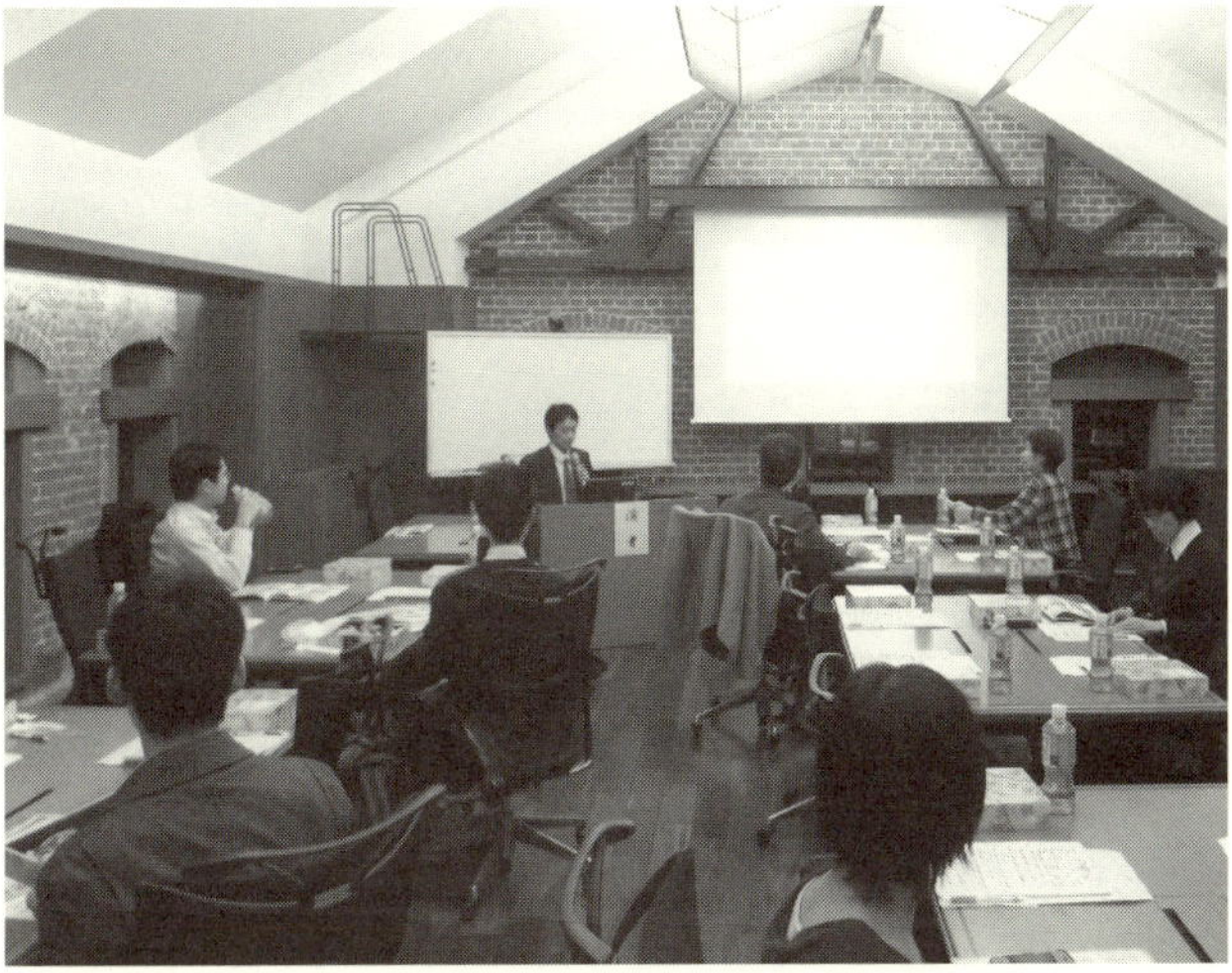

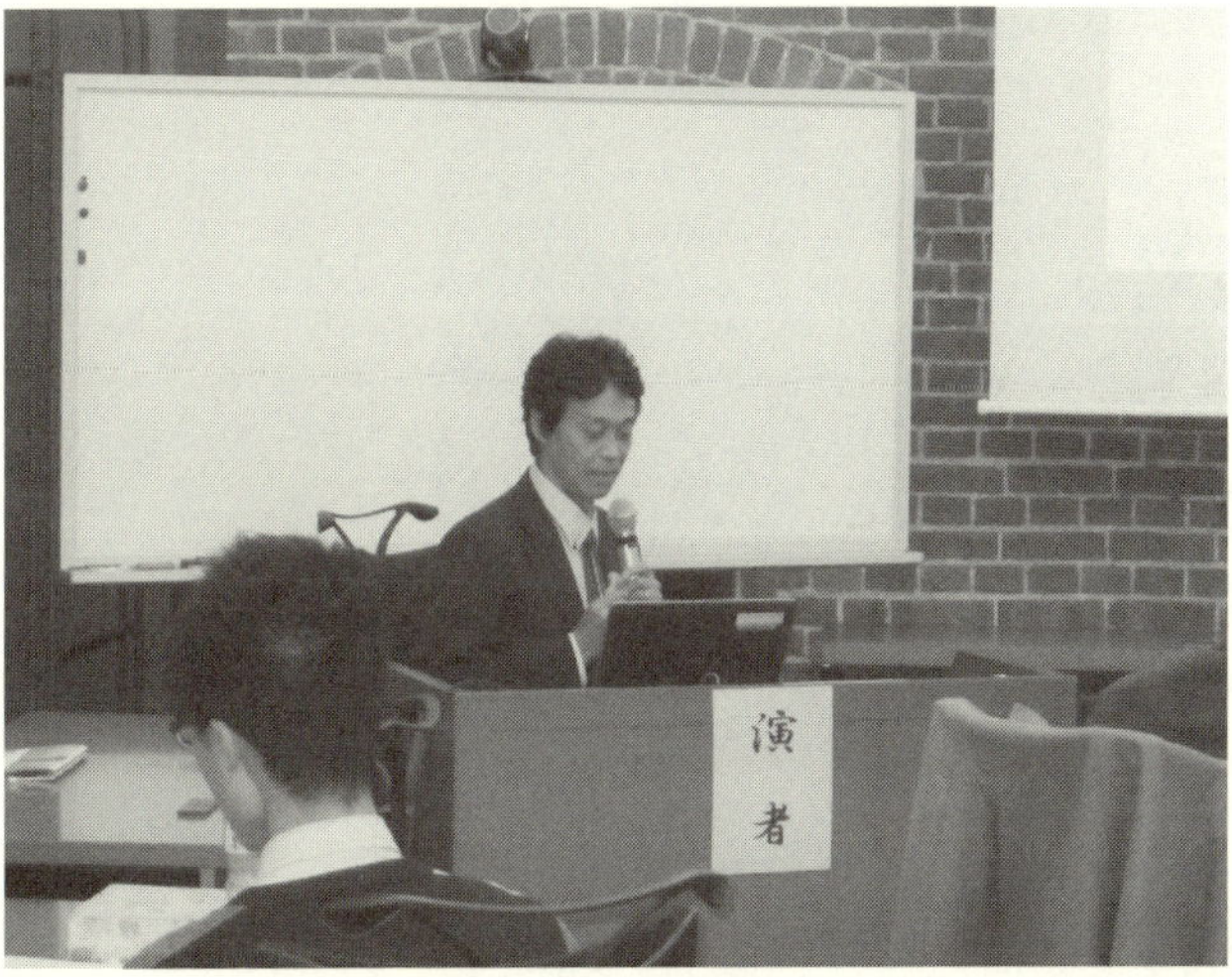

2016年秋、『うつの治療に用いる「気」の漢方薬』をテーマに東京大学医学部附属病院のドクターの前で講演する著者
(東京大学漢方セミナー:東京大学 伊藤国際学術研究センター)

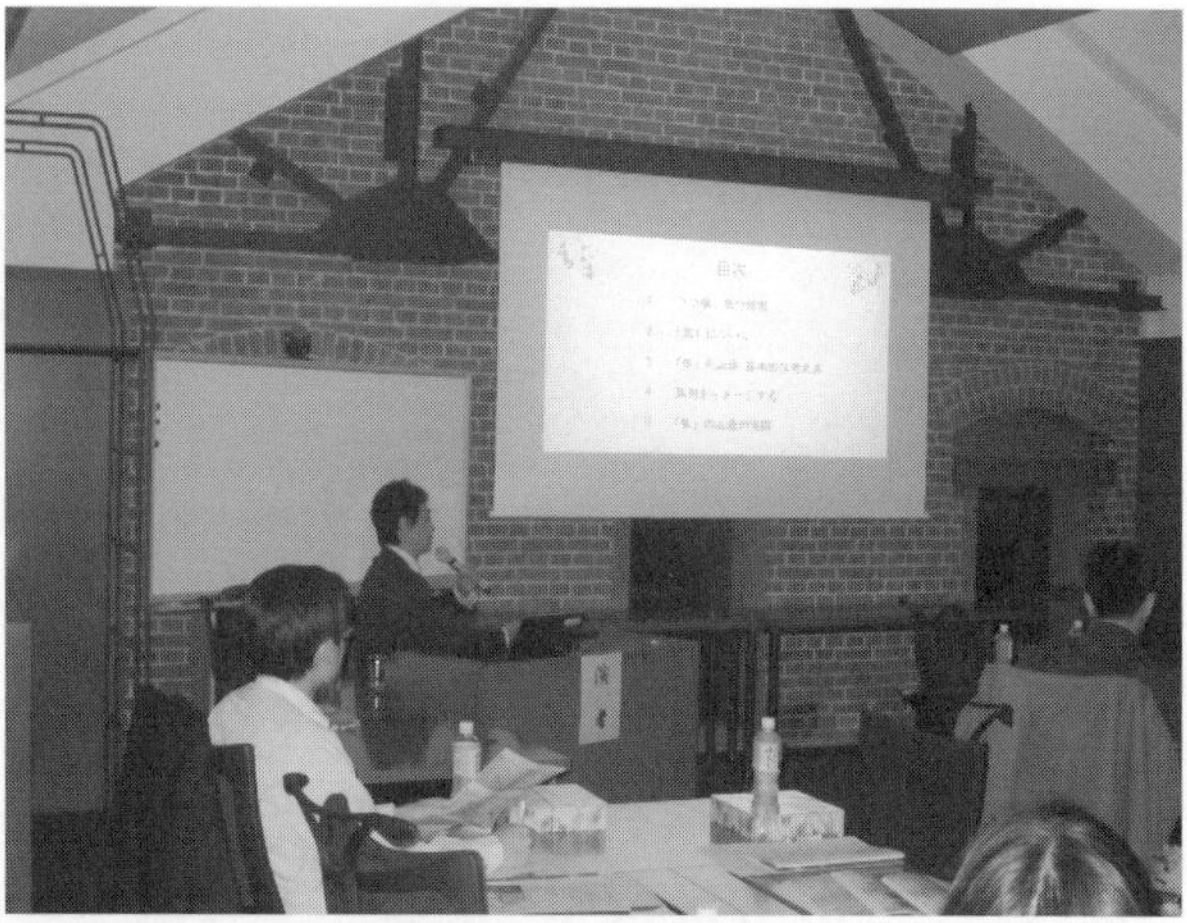

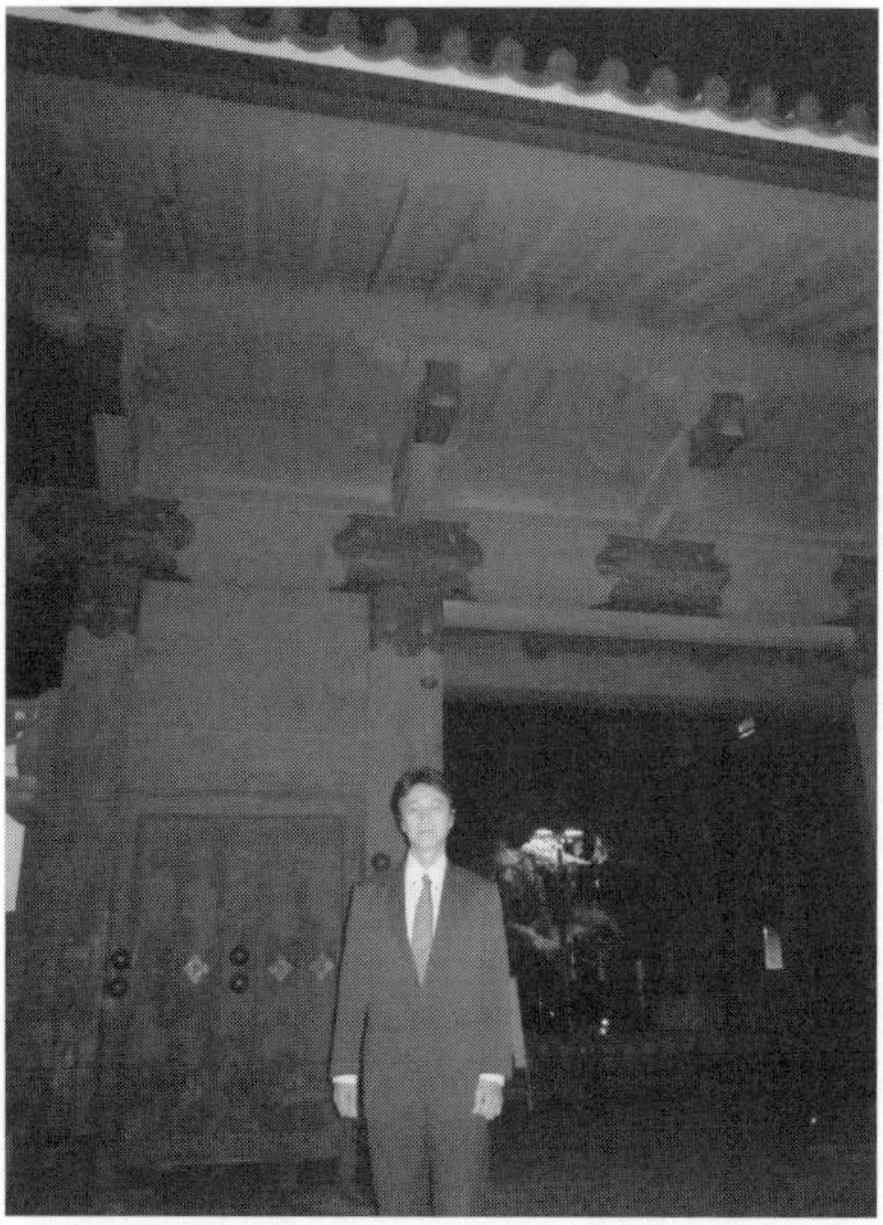

東大病院に勤務していた当時、このセミナーを聴講したことを契機に、本格漢方へ傾倒しました。10年経って、今度は講演者として登壇したことに感慨深いものがあります。(著者)

「気」はもちろん目に見えないものです。でもこれをめぐらせると、意外な変化がおこります。まるで動かぬ山が動き出すようです。

当院のケースをあげると、以前は、体が弱くいじめられてばかりの小学生だったのに、活気を取り戻す生薬を服用していたら、いつのまにか元気になり、今や「自分が医師になって、悩んでいる人たちを助ける」と奮闘している医学生がいます。

また、なかなか妊娠しなかったのに、血気を調整するお薬によって、かわいい赤ちゃんを授かった方もいます。

それから、うつ病や認知症だったのに、気力を取り戻された方々もいます。

これまで、多くの患者さんの生活や人生観に触れてきて思うのは、難しい病気であっても、「気」のコントロールこそ要である、ということです。やはり「病は気から」はじまるというのは真実のようです。

ところで、そのような患者さん方のエピソードと漢方治療をまとめた書籍が、この『なるほど漢方！』シリーズです。

初原稿が膨大になってしまったため、「気血水」で分冊していますが、「水」と「血」については、すでに冷え症と更年期障害を題材に述べさせていただきました。

「気」については、本書でうつ病やこころの病をテーマに述べています。もちろん、東京大学で講演した内容も含めています。

ここに紹介できましたのは、ほんの一部ですが、それでも、ありのままのケースが悩んでおられる方々の糸口になれば幸いと考えています。

それでは、漢方によって貴方が体の中から美しくなり、幸せになれますように……。

原田智浩

2018年　開院10周年

うつに効《き》く！こころの病《やまい》に漢方薬《かんぽうやく》

2018年4月18日　初版第1刷

著　者 ――――――――― 原田智浩《はらだともひろ》
発行者 ――――――――― 坂本桂一
発行所 ――――――――― 現代書林
〒162-0053　東京都新宿区原町3-61　桂ビル
TEL03(3205)8384　振替00140-7-42905
http://www.gendaishorin.co.jp/
カバー・本文デザイン ―― 望月昭秀+境田真奈美（NILSON）
カバー・本文イラスト ―― 原田マサミ

印刷・製本：広研印刷（株）
乱丁・落丁本はお取り替えいたします。

定価はカバーに
表示してあります。

ISBN978-4-7745-1696-7 C0047